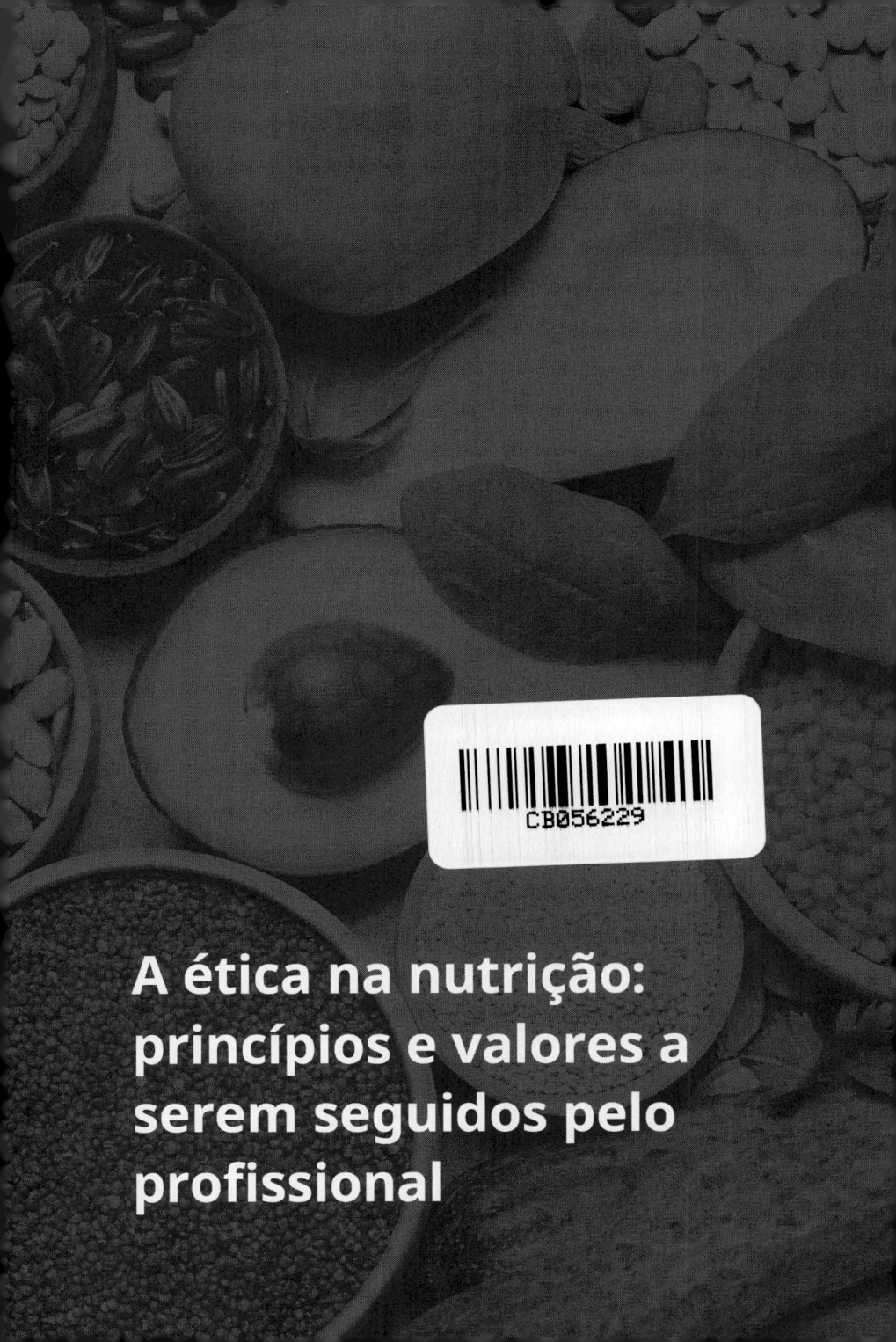

A ética na nutrição: princípios e valores a serem seguidos pelo profissional

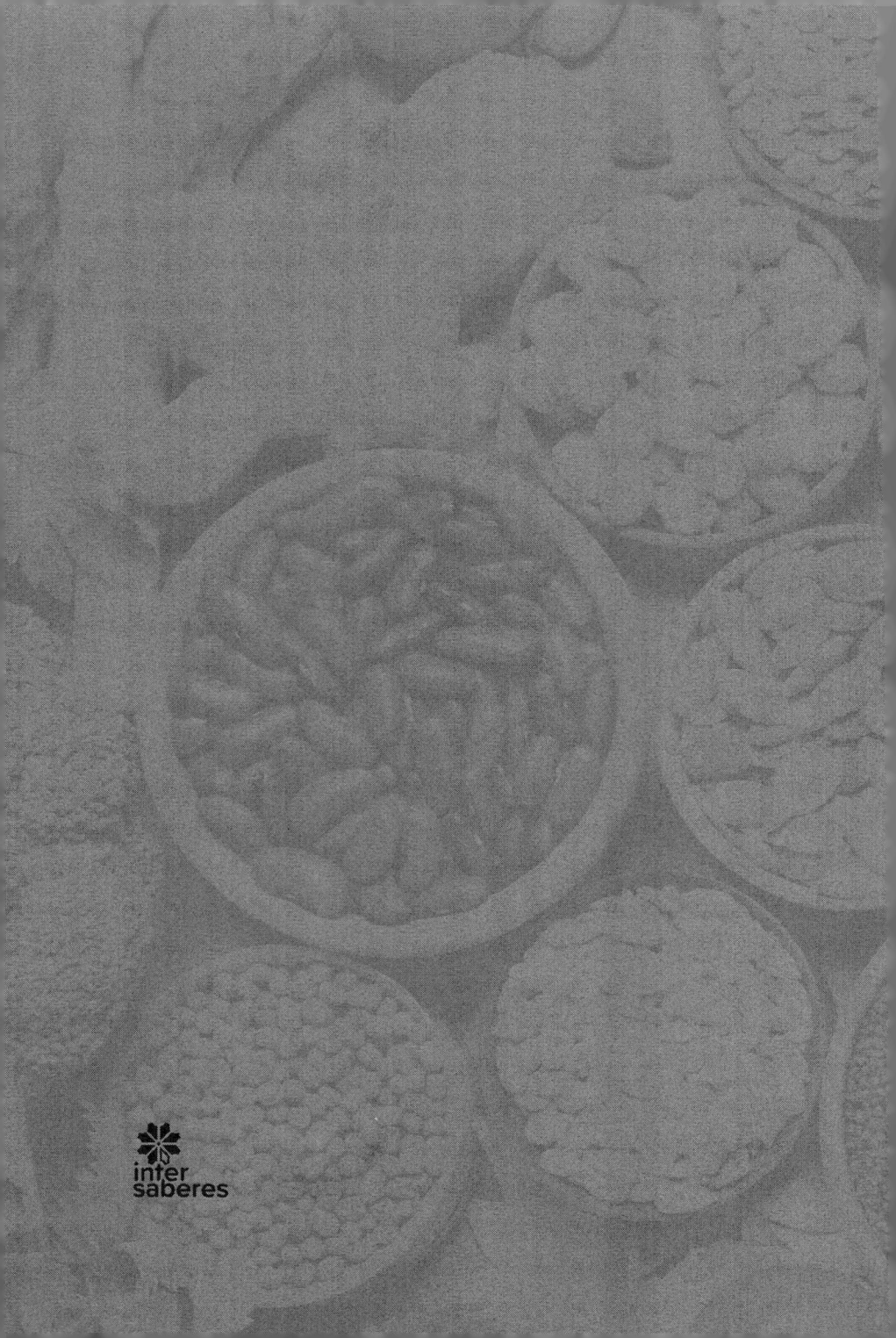

inter
saberes

A ética na nutrição: princípios e valores a serem seguidos pelo profissional

Alisson David Silva

inter
saberes

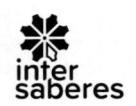

Rua Clara Vendramin, 58 . Mossunguê . CEP 81200-170
Curitiba . PR . Brasil . Fone: (41) 2106-4170
www.intersaberes.com . editora@intersaberes.com

Conselho editorial
Dr. Alexandre Coutinho Pagliarini
Dr.ª Elena Godoy
Dr. Neri dos Santos
M.ª Maria Lúcia Prado Sabatella

Capa
Ana Lucia Cintra (*design*)
Sarawut Kh, Atthapon Niyom, ME Image,
Nuttapong punna, Adilson Sochodolak e
JGA/Shutterstock (imagens)

Editora-chefe
Lindsay Azambuja

Gerente editorial
Ariadne Nunes Wenger

Assistente editorial
Daniela Viroli Pereira Pinto

Preparação de originais
Gilberto Girardello Filho

Edição de texto
Arte e Texto
Camila Rosa

Projeto gráfico
Charles L. da Silva (*design*)
New Africa e Oksana Mizina/Shutterstock
(imagens)

Diagramação
André Feijó

***Designer* responsável**
Ana Lucia Cintra

Iconografia
Regina Claudia Cruz Prestes

Dados Internacionais de Catalogação na Publicação (CIP)
(Câmara Brasileira do Livro, SP, Brasil)

Silva, Alisson David

A ética na nutrição : princípios e valores a serem seguidos pelo profissional / Alisson David Silva. -- Curitiba, PR : InterSaberes, 2025.

Bibliografia.
ISBN 978-85-227-1667-8

1. Ética 2. Nutrição 3. Nutricionistas 4. Nutricionistas - Formação Profissional I. Título.

24-245042   CDD-613.2

Índices para catálogo sistemático:
1. Nutrição 613.2

Cibele Maria Dias – Bibliotecária – CRB-8/9427

1ª edição, 2025.
Foi feito o depósito legal.

Informamos que é de inteira responsabilidade do autor a emissão de conceitos.

Nenhuma parte desta publicação poderá ser reproduzida por qualquer meio ou forma sem a prévia autorização da Editora InterSaberes.

A violação dos direitos autorais é crime estabelecido na Lei n. 9.610/1998 e punido pelo art. 184 do Código Penal.

Sumário

7 *Apresentação*

9 *Como aproveitar ao máximo este livro*

Capítulo 1
13 A história da nutrição como ciência
15   1.1 Hipócrates e a alimentação como pilar da medicina
18   1.2 A contribuição de Pedro Escudero para a nutrição
19   1.3 Josué de Castro: uma jornada na nutrição
26   1.4 A nutrição no Brasil
29   1.5 A regulamentação da profissão de nutricionista

Capítulo 2
35 Entidades relacionadas à profissão do nutricionista
37   2.1 Conselho Federal de Nutrição (CFN)
39   2.2 Conselhos Regionais de Nutrição (CRNs)
44   2.3 Sindicatos
46   2.4 Associação Brasileira de Nutrição (Asbran)

Capítulo 3
53 Áreas de atuação do nutricionista
55   3.1 Nutrição em alimentação coletiva
57   3.2 Nutrição clínica
60   3.3 Nutrição em esportes e exercício físico
61   3.4 Nutrição em saúde coletiva
65   3.5 Nutrição na cadeia de produção, na indústria e no comércio de alimentos
67   3.6 Nutrição no ensino, na pesquisa e na extensão

Capítulo 4
73 Ética e moral
75 4.1 A ética ao longo da história: entendendo a ética e a moral
76 4.2 Pilares filosóficos da ética
79 4.3 Explorando os fundamentos éticos: o legado dos grandes filósofos
83 4.4 Ética e moral: fundamentos da conduta humana
86 4.5 Nutrição e ética

Capítulo 5
93 Bioética e nutrição
95 5.1 O surgimento da bioética
98 5.2 Fundamentos e reflexões nas bases da bioética
99 5.3 Dilemas bioéticos
105 5.4 Cuidados paliativos
108 5.5 Nutrição e bioética

Capítulo 6
117 Código de Ética e de Conduta do Nutricionista (CECN)
119 6.1 Princípios fundamentais
121 6.2 Direitos, deveres e vetos
129 6.3 Implicações ao descumprimento do CECN
130 6.4 Processo disciplinar
133 6.5 Penalidades

141 *Considerações finais*
144 *Lista de siglas*
148 *Referências*
156 *Respostas*
161 *Sobre o autor*

Apresentação

É com grande satisfação que apresentamos a obra *A ética na nutrição: princípios e valores a serem seguidos pelo profissional*, criada com o objetivo fundamental de conectar a ciência da nutrição aos princípios éticos essenciais para a prática profissional. Elaboramos este livro com o intuito de fornecer a nutricionistas, técnicos em nutrição e dietética e acadêmicos da área os subsídios necessários para trabalhar com a nutrição de maneira ética em todas as suas diferentes especialidades, incorporando os princípios éticos em cada aspecto de suas realidades profissionais, com vistas a uma atuação não apenas cientificamente fundamentada, mas, também, moralmente responsável.

Desenvolvemos este material em seis capítulos, divididos da forma apresentada a seguir.

No Capítulo 1, exploraremos a evolução da nutrição, destacando os personagens e momentos históricos que contribuíram para o desenvolvimento, a regulamentação e a popularização dessa ciência. Além disso, ofereceremos uma análise detalhada dos fundamentos da ciência nutricional, abordando a composição dos alimentos, as necessidades nutricionais e as principais abordagens científicas de promoção da saúde.

No Capítulo 2, trataremos da regulamentação da profissão de nutricionista, bem como das entidades responsáveis pela supervisão e regulamentação da área. Também falaremos sobre as normas que definem e orientam a prática profissional, compreendendo em que medida essas diretrizes garantem a qualidade e a integridade dos serviços prestados. Ainda, discutiremos a função das principais entidades reguladoras e suas atribuições e como elas influenciam a prática cotidiana dos profissionais.

Por sua vez, no Capítulo 3, apresentaremos as diversas especialidades da nutrição, tais como a nutrição clínica, a nutrição esportiva, entre outras. Nesse sentido, versaremos sobre as características e particularidades das muitas áreas de atuação, bem como os desafios éticos específicos que podem surgir em cada uma delas.

No Capítulo 4, analisaremos os conceitos de ética e moral e sua aplicação na nutrição. Exploraremos de que maneira esses princípios fundamentais norteiam as decisões e os comportamentos dos profissionais de nutrição, ressaltando a importância da integridade, da responsabilidade e da transparência. Ainda, explicaremos como a ética e a moral moldam a interação entre nutricionistas e pacientes, influenciam as tomadas de decisão e asseveram que a prática laboral seja conduzida justa e honestamente.

Já no Capítulo 5, apresentaremos o conceito e a definição de *bioética*, uma área de estudos capaz de gerar *insights* interessantes sobre as responsabilidades éticas atuais dos profissionais de nutrição, especialmente considerando a extrema rapidez com que a ciência vem se atualizando e, com efeito, proporcionando novos conhecimentos.

Por fim, no Capítulo 6, analisaremos o Código de Ética e de Conduta do Nutricionista, examinando os direitos e deveres do profissional, e apresentaremos situações e casos éticos relacionados à temática.

Esperamos que esta obra contribua para a sua jornada acadêmica e profissional, proporcionando-lhe os fundamentos necessários para integrar os princípios éticos à prática da nutrição.

Bons estudos!

Como aproveitar ao máximo este livro

Empregamos nesta obra recursos que visam enriquecer seu aprendizado, facilitar a compreensão dos conteúdos e tornar a leitura mais dinâmica. Conheça a seguir cada uma dessas ferramentas e saiba como elas estão distribuídas no decorrer deste livro para bem aproveitá-las.

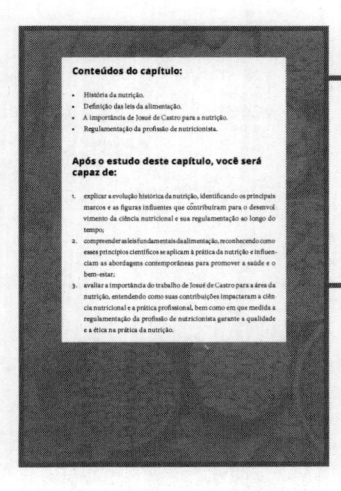

Conteúdos do capítulo:

Logo na abertura do capítulo, relacionamos os conteúdos que nele serão abordados.

Após o estudo deste capítulo, você será capaz de:

Antes de iniciarmos nossa abordagem, listamos as habilidades trabalhadas no capítulo e os conhecimentos que você assimilará no decorrer do texto.

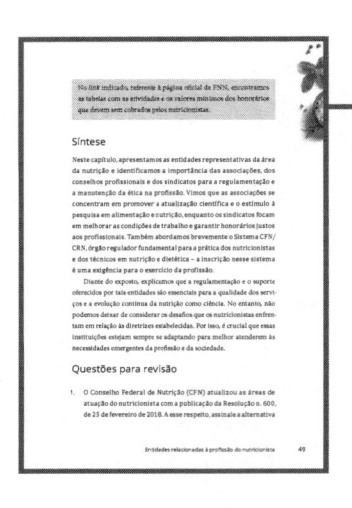

Síntese

Ao final de cada capítulo, relacionamos as principais informações nele abordadas a fim de que você avalie as conclusões a que chegou, confirmando-as ou redefinindo-as.

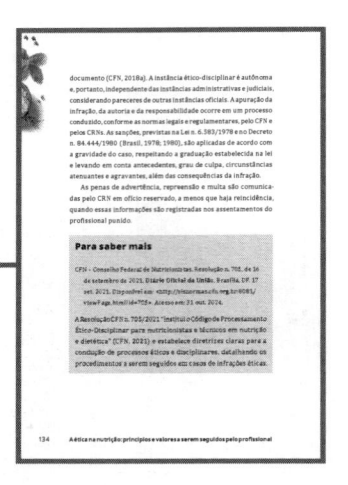

Para saber mais

Sugerimos a leitura de diferentes conteúdos digitais e impressos para que você aprofunde sua aprendizagem e siga buscando conhecimento.

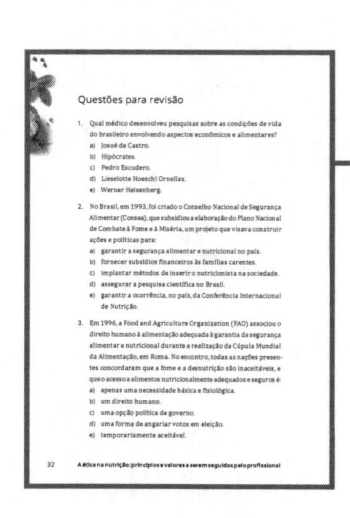

Questões para revisão

Ao realizar estas atividades, você poderá rever os principais conceitos analisados. Ao final do livro, disponibilizamos as respostas às questões para a verificação de sua aprendizagem.

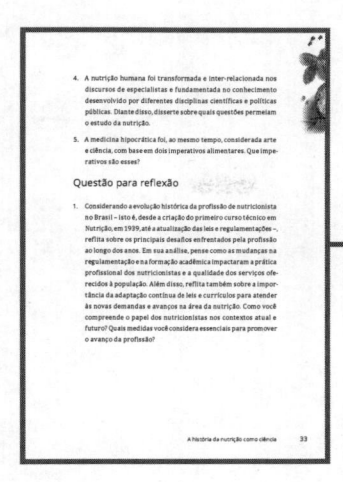

Questões para reflexão

Ao propor estas questões, pretendemos estimular sua reflexão crítica sobre temas que ampliam a discussão dos conteúdos tratados no capítulo, contemplando ideias e experiências que podem ser compartilhadas com seus pares.

Importante!

Algumas das informações centrais para a compreensão da obra aparecem nesta seção. Aproveite para refletir sobre os conteúdos apresentados.

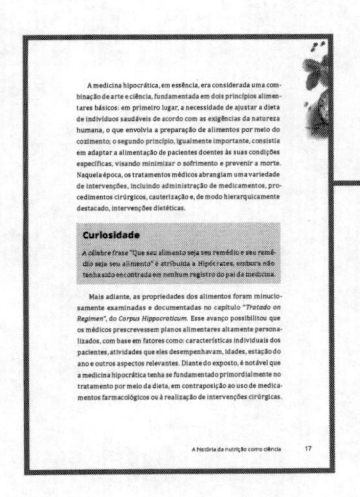

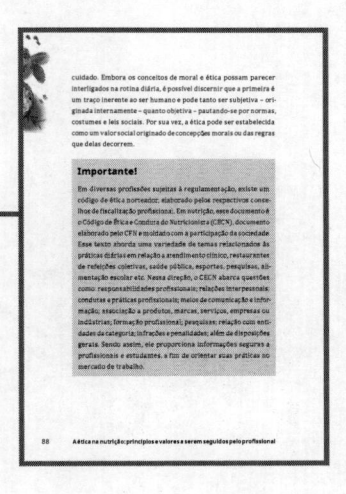

Curiosidade

Nestes boxes, apresentamos informações complementares e interessantes relacionadas aos assuntos expostos no capítulo.

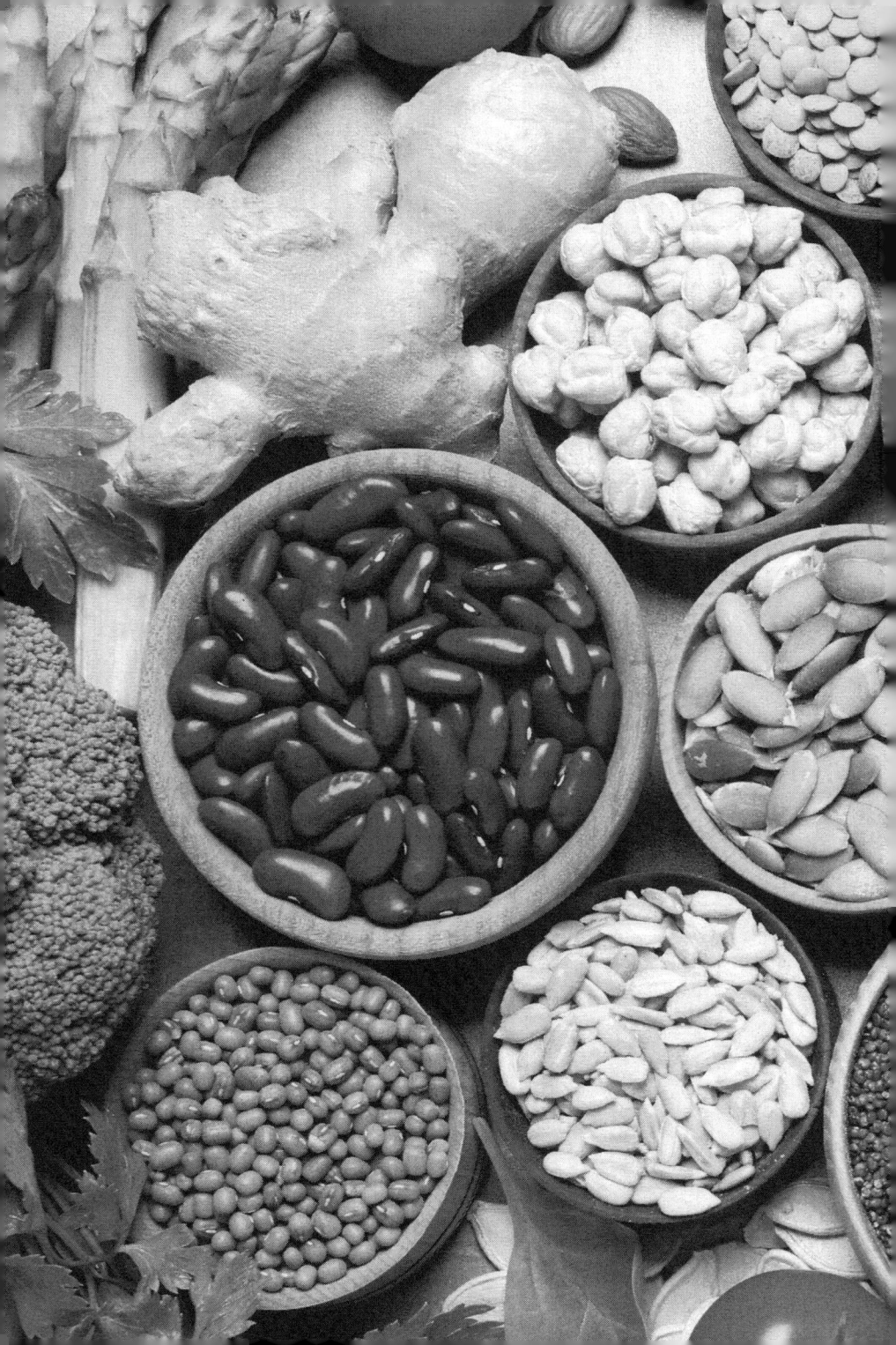

Capítulo 1
A história da nutrição como ciência

Conteúdos do capítulo:

- História da nutrição.
- Definição das leis da alimentação.
- A importância de Josué de Castro para a nutrição.
- Regulamentação da profissão de nutricionista.

Após o estudo deste capítulo, você será capaz de:

1. explicar a evolução histórica da nutrição, identificando os principais marcos e as figuras influentes que contribuíram para o desenvolvimento da ciência nutricional e sua regulamentação ao longo do tempo;
2. compreender as leis fundamentais da alimentação, reconhecendo como esses princípios científicos se aplicam à prática da nutrição e influenciam as abordagens contemporâneas para promover a saúde e o bem-estar;
3. avaliar a importância do trabalho de Josué de Castro para a área da nutrição, entendendo como suas contribuições impactaram a ciência nutricional e a prática profissional, bem como em que medida a regulamentação da profissão de nutricionista garante a qualidade e a ética na prática da nutrição.

1.1 Hipócrates e a alimentação como pilar da medicina

Durante a segunda metade do século V a.C., um notável médico grego, Hipócrates (460 a.C.-377 a.C.), que nasceu na Ilha de Cós e fazia parte de uma geração de médicos, deixou uma impressão profunda e duradoura em seus contemporâneos. Sua reputação profissional era impecável, a ponto de ser consagrado como o pai da medicina pelas gerações subsequentes. No entanto, é importante notar que nem tudo o que a tradição clássica preservou sobre Hipócrates possui um embasamento histórico sólido.

No mesmo período, os médicos gregos já estavam em processo de separar a medicina das práticas mágico-religiosas que predominaram nos séculos anteriores. No tempo de Hipócrates, eles mantiveram a base de conhecimento empírico herdada de seus predecessores, mas gradualmente introduziram na medicina elementos teóricos e métodos baseados na observação meticulosa de pacientes e doenças. Isso refletia sua busca incansável por explicações racionais sobre as doenças e por instrumentos eficazes para o seu tratamento. Tal abordagem, que incorporou consideráveis elementos de especulação e argumentação, muitas vezes influenciados pelos filósofos pré-socráticos, também encontrou uma reciprocidade interessante, com vários filósofos incorporando, por sua vez, conceitos de fisiologia e medicina em seus sistemas filosóficos.

É plausível que um dos pioneiros nessa área tenha sido Hipócrates. Indiscutivelmente, as perspectivas do filósofo grego eram revolucionárias, mas até hoje não se sabe ao certo se ele próprio contribuiu com a escrita ou a transmissão dessas ideias. A verdade sobre se Hipócrates chegou a registrar suas visões em textos permanece um mistério. No entanto, sua notoriedade e sua alta reputação foram tão marcantes que inúmeros textos médicos, independentemente de sua natureza revolucionária, foram frequentemente associados a ele. Assim, o núcleo inicial do famoso *Corpus Hippocraticum* (do latim: *Coleção hipocrática*) possivelmente se originou desse fenômeno.

> **Curiosidade**
>
> O *Corpus Hippocraticum* é uma coletânea de aproximadamente 60 tratados médicos da Grécia clássica frequentemente associados a Hipócrates de Cós, mas sem autoria única definida. A obra, datada entre 450 a.C. e os séculos IV-III a.C., resultou de um esforço coletivo, contemplando diversidade filosófica e práticas médicas variadas. Escrita em dialeto jônico, foi organizada pela escola médica de Alexandria no período helenístico.

À medida que os séculos avançaram, a fama de Hipócrates continuou a crescer. Inúmeras lendas surgiram em torno de sua figura, e diversos textos médicos – muitos dos quais escritos muito após sua morte – foram sistematicamente atribuídos a ele. Mais tarde, no século X d.C., a *Coleção hipocrática* já havia aumentado para abranger quase 60 tratados, divididos em mais de 70 volumes, o que destaca o impacto duradouro e a influência contínua de Hipócrates no campo da medicina.

Com isso, sabemos que, ainda no século V a.C., Hipócrates reconheceu a importância dos alimentos na medicina. Sua compreensão da relação entre alimentação e saúde foi revolucionária para a época. Não por acaso, sua influência perdura até os dias atuais, com destaque para a enorme relevância de seus ensinamentos nas áreas da medicina e da nutrição.

A medicina hipocrática, em essência, era considerada uma combinação de arte e ciência, fundamentada em dois princípios alimentares básicos: em primeiro lugar, a necessidade de ajustar a dieta de indivíduos saudáveis de acordo com as exigências da natureza humana, o que envolvia a preparação de alimentos por meio do cozimento; o segundo princípio, igualmente importante, consistia em adaptar a alimentação de pacientes doentes às suas condições específicas, visando minimizar o sofrimento e prevenir a morte. Naquela época, os tratamentos médicos abrangiam uma variedade de intervenções, incluindo administração de medicamentos, procedimentos cirúrgicos, cauterização e, de modo hierarquicamente destacado, intervenções dietéticas.

Curiosidade

A célebre frase "Que seu alimento seja seu remédio e seu remédio seja seu alimento" é atribuída a Hipócrates, embora não tenha sido encontrada em nenhum registro do pai da medicina.

Mais adiante, as propriedades dos alimentos foram minuciosamente examinadas e documentadas no capítulo "*Tratado on Regimen*", do *Corpus Hippocraticum*. Esse avanço possibilitou que os médicos prescrevessem planos alimentares altamente personalizados, com base em fatores como: características individuais dos pacientes, atividades que eles desempenhavam, idades, estação do ano e outros aspectos relevantes. Diante do exposto, é notável que a medicina hipocrática tenha se fundamentado primordialmente no tratamento por meio da dieta, em contraposição ao uso de medicamentos farmacológicos ou à realização de intervenções cirúrgicas.

1.2 A contribuição de Pedro Escudero para a nutrição

Pedro Escudero (1877-1963) foi um eminente médico e cientista argentino que deixou um legado inestimável na área de nutrição e saúde pública na América Latina. Sua carreira, que se estendeu por várias décadas, causou um profundo impacto na compreensão da importância da nutrição para a saúde das populações na região. Além disso, Escudero também atuou como professor na clínica médica da Universidade de Buenos Aires, onde iniciou um movimento científico voltado ao estudo da nutrição. Seu trabalho abordou principalmente doenças relacionadas à nutrição, especialmente aquelas observadas em ambiente hospitalar. De acordo, com o médico argentino, a base para a conservação do ser humano é a nutrição; vida, força, reprodução, energia mental e progressos social e moral dependem disso (Escudero, 1942), lema sob o qual ele defendeu apaixonadamente a importância da nutrição como um fator essencial para a saúde e o bem-estar de todos.

Na sua jornada acadêmica, Escudero obteve o diploma de Medicina e, posteriormente, conquistou um doutorado em Ciências Médicas, ambos na Universidade de Buenos Aires. A sólida formação médica foi essencial para ele explorar o mundo da nutrição e compreender as complexas interações entre dieta e saúde.

No ano de 1926, em Buenos Aires, ele fundou o Instituto Municipal de Nutrição, a fim de promover estudos pioneiros na área da nutrição. Posteriormente, em 1933, criou também a Escola Municipal de Dietistas, um centro de pesquisas sobre questões sociais, econômicas e de higiene. Cinco anos depois, conforme decreto promulgado pelo então presidente General Justo, a Escola recebeu o *status* de universidade e passou a se chamar *Instituto*

Nacional de Nutrição. Nesse sentido, o foco do instituto era promover e preservar a saúde física e moral de famílias e comunidades inteiras.

Uma notável característica da entidade dizia respeito à oferta de residências para estudantes de regiões locais, bem como de diferentes estados. A iniciativa visava estender os benefícios e a influência do órgão a áreas remotas do interior da Argentina, contribuindo para o avanço do conhecimento em nutrição e saúde em todo o território do país.

Por meio de intervenções públicas e atividades de ensino e serviços técnicos fornecidos pelo Instituto Nacional de Nutrição, Pedro Escudero estabeleceu padrões científicos para abordar questões associadas à produção, à distribuição e ao consumo de alimentos na Argentina. Isso resultou em um aumento significativo da influência da dietética na sociedade. Além disso, políticas públicas direcionadas à assistência nutricional foram colocadas em prática, e médicos e nutricionistas profissionais passaram a ser contratados para atender às crescentes necessidades na área da saúde e nutrição. Entre os brasileiros pioneiros que participaram dos cursos oferecidos por Escudero na Argentina estavam José João Barbosa, Sylvio Soares de Mendonça, Firmina Sant'Anna, Lieselotte Hoeschl Ornellas e Josué de Castro, este último um importante propulsor da nutrição no Brasil.

1.3 Josué de Castro: uma jornada na nutrição

Josué de Castro, médico fisiologista, pesquisador, professor, influenciador nacional e presidente da Sociedade Brasileira de Alimentação e Nutrição (SBAN), nasceu em Recife, capital de Pernambuco, em

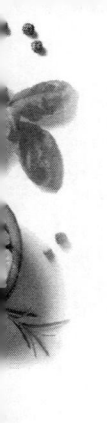

1908. Na virada do século XX, a cidade tinha uma população de aproximadamente 200 mil habitantes e se destacava como centro administrativo (e capital) pernambucana. O Estado, à época, era notório pela produção de açúcar e algodão e contava com uma política regional fortemente influenciada por ricos proprietários de terra, os quais estavam modernizando a produção por meio da substituição das antigas usinas de açúcar.

Ademais, paralelamente à indústria açucareira, Recife abrigava uma expressiva indústria têxtil. Foi nesse ambiente dinâmico e diversificado que Josué de Castro cresceu e moldou sua compreensão das questões sociais e econômicas. Essa experiência inicial causou um impacto profundo em sua vida, levando-o a se dedicar posteriormente à área da alimentação e nutrição, na qual desempenharia um papel de destaque no cenário nacional e internacional.

Proveniente de uma família de classe média, iniciou sua educação em Recife, frequentando instituições de renome, tal como o Instituto Carneiro Leão, então dirigido pelo renomado educador Pedro Augusto Carneiro Leão, conhecido por sua firme disciplina. Anos depois, Josué de Castro continuou sua jornada educacional no Ginásio Pernambucano, o segundo colégio secundário oficial mais antigo do Brasil, que já havia recebido ilustres figuras, incluindo escritores e políticos famosos, como Epitácio Pessoa, Agamenon Magalhães, Luís Freire, Olívio Montenegro, Manuel Borba e muitos outros.

Seu percurso acadêmico culminou na Faculdade de Medicina do Rio de Janeiro, uma das primeiras instituições de ensino brasileiras (criada no século XIX) e, portanto, de longa tradição. Josué de Castro obteve o diploma de médico em 1929 e logo depois retornou a Recife para iniciar sua carreira profissional.

Já em 1932, ele destacou-se ao defender sua tese em um concurso para tornar-se livre-docente intitulada "O problema fisiológico na alimentação". Pouco tempo depois, publicou um influente artigo na *Revista de Medicina de Pernambuco*, o qual gerou grande repercussão, sob o título "O metabolismo basal e o clima". Esses feitos refletiam seu comprometimento com a pesquisa na área da alimentação e, com efeito, corroboraram o início de sua atuação como educador e contribuinte significativo para a comunidade médica e científica.

1.3.1 O livro *Geografia da fome*

Josué de Castro conduziu estudos abrangentes que investigaram as condições de vida no Brasil, abordando tanto os aspectos econômicos quanto os relacionados à alimentação. Ele ressaltou a situação precária da maioria dos trabalhadores, que enfrentavam a fome devido aos baixos salários que recebiam, que não lhes permitiam adquirir alimentos em conformidade com suas necessidades nutricionais.

A fim de mapear os padrões alimentares e as carências da população, Josué de Castro (1948), em *Geografia da fome*, empreendeu uma segmentação teórica do território nacional, dividindo-o em cinco vastas regiões: Amazônia, Zona da Mata Nordestina, Sertão Nordestino, Agreste e Sul do Brasil (Figura 1.1).

Figura 1.1 – Mapa das áreas alimentares do Brasil

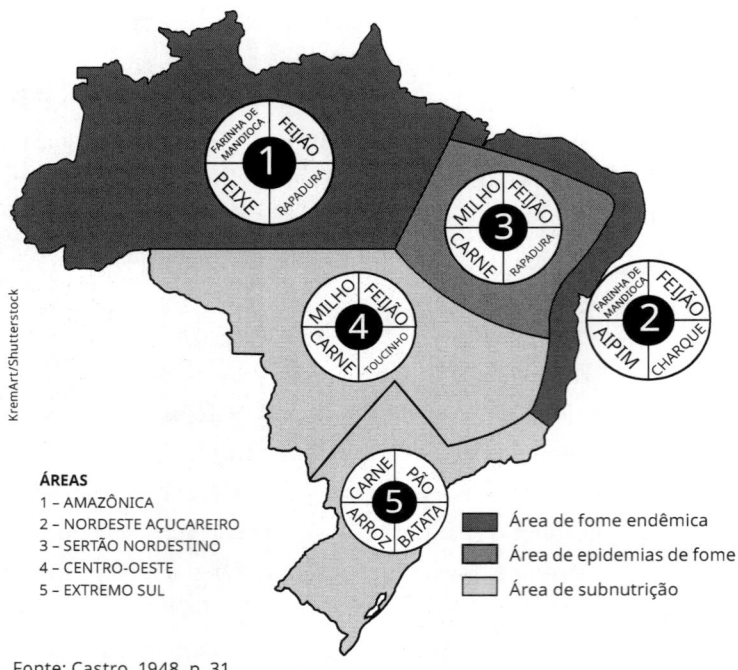

ÁREAS
1 – AMAZÔNICA
2 – NORDESTE AÇUCAREIRO
3 – SERTÃO NORDESTINO
4 – CENTRO-OESTE
5 – EXTREMO SUL

■ Área de fome endêmica
■ Área de epidemias de fome
□ Área de subnutrição

Fonte: Castro, 1948, p. 31.

Conforme ilustrado na Figura 1.1, Josué de Castro percebeu, nessa divisão, que a Região Amazônica tinha como alimentos básicos a farinha de mandioca, o feijão, o peixe e a rapadura, mas enfrentava carência de carnes ricas em proteínas e de verduras ricas em vitaminas. Já no Nordeste Açucareiro, marcado pelo clima úmido, prevalecia o consumo de farinha de mandioca, feijão, charque (carne-seca) e aipim, um padrão alimentar que refletia o sistema de monocultura da cana-de-açúcar.

No Sertão Nordestino, a alimentação era composta por feijão, milho, carne e rapadura. Na Região Centro-Oeste, em que ele incluiu o Estado de Minas Gerais – considerado pelo Instituto Brasileiro de Geografia e Estatística (IBGE) como parte do Sudeste –, a dieta predominante consistia em milho, feijão, carne e toucinho, sendo especialmente rica em proteínas e gorduras. Por fim, no Extremo Sul, a organização do regime alimentar era mais eficiente e, por essa razão, a incidência de fome era menor. Nessa área, Josué de Castro verificou que a carne e o pão eram predominantes, o que refletia as condições naturais e as tradições dos imigrantes, responsáveis por viabilizar o desenvolvimento das culturas de trigo, arroz e batata.

Desse modo, com base nas diferenças alimentares verificadas, o médico pernambucano elaborou um mapa que, além das cinco regiões por ele delimitadas, também considerou aspectos referentes às carências nutricionais de cada parte do Brasil, como podemos observar na Figura 1.2, a seguir.

Figura 1.2 – Mapa das principais carências nutricionais nas regiões do Brasil

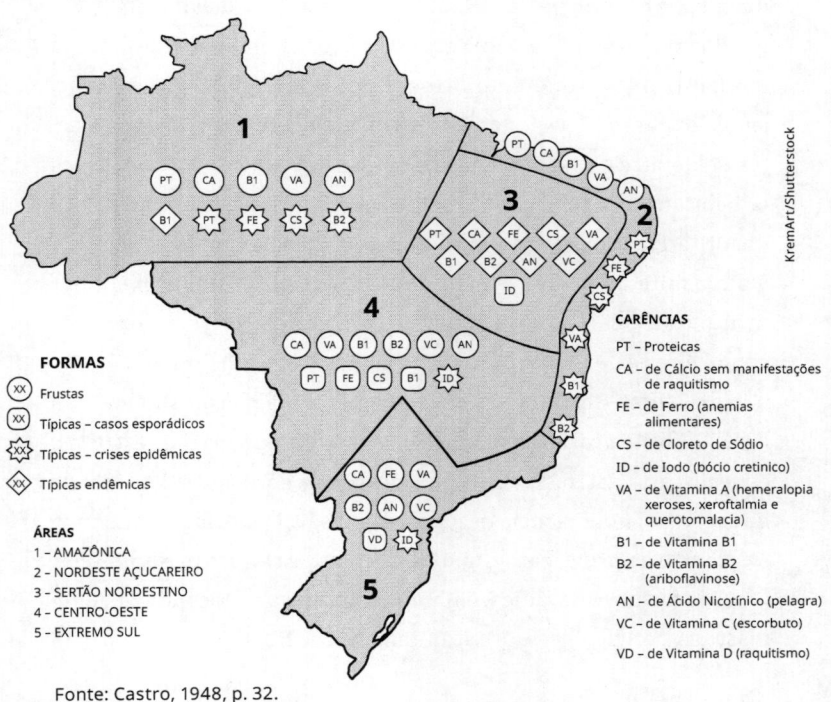

FORMAS
- Frustas
- Típicas – casos esporádicos
- Típicas – crises epidêmicas
- Típicas endêmicas

ÁREAS
1 - AMAZÔNICA
2 - NORDESTE AÇUCAREIRO
3 - SERTÃO NORDESTINO
4 - CENTRO-OESTE
5 - EXTREMO SUL

CARÊNCIAS
PT – Proteicas
CA – de Cálcio sem manifestações de raquitismo
FE – de Ferro (anemias alimentares)
CS – de Cloreto de Sódio
ID – de Iodo (bócio cretinico)
VA – de Vitamina A (hemeralopia xeroses, xeroftalmia e querotomalacia)
B1 – de Vitamina B1
B2 – de Vitamina B2 (ariboflavinose)
AN – de Ácido Nicotínico (pelagra)
VC – de Vitamina C (escorbuto)
VD – de Vitamina D (raquitismo)

Fonte: Castro, 1948, p. 32.

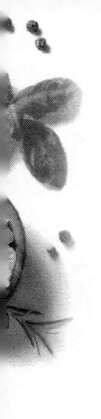

O levantamento levado a cabo por Josué de Castro (1948) apontou que, na região do Nordeste Açucareiro, onde a fome era endêmica, as carências alimentares incluíam falta de calorias, proteínas, vitaminas e minerais, com destaque para deficiências de vitaminas A, B1 e B2, bem como de ferro e cloreto de sódio. Ele relacionou a dieta desequilibrada à reduzida capacidade de trabalho dos habitantes da Zona da Mata Nordestina e à baixa estatura das populações do brejo. Além disso, também apontou a influência de condimentos e ingredientes especiais na dieta regional, como o azeite de dendê e a pimenta, na prevenção de certas carências vitamínicas. Em Salvador, na Bahia, o médico verificou que a anemia nutricional por falta de ferro era prevalente, especialmente entre os escolares. Ainda, ele observou que dietas excessivamente ricas em carboidratos, como o açúcar, associavam-se a altas taxas de diabetes e à carência de vitamina B em famílias abastadas.

Por sua vez, no Sertão Nordestino, Josué de Castro constatou que havia um tipo diferente de fome, o qual se manifestava de forma aguda durante os períodos de seca ou estiagem, ocorrendo em surtos epidêmicos. Essa fome causava um severo impacto sobre todos os habitantes da região, resultando em carências alimentares tanto quantitativas quanto qualitativas. As deficiências endêmicas abrangiam a falta de proteínas, vitaminas A, B1, B2, C e niacina, juntamente com a carência de minerais como cálcio, ferro e cloreto de sódio. A falta de iodo (causadora de bócio) era subclínica.

Já o Centro-Oeste foi classificado como uma área com subnutrição, desequilíbrios e carências parciais restritas a grupos ou classes sociais específicas (Castro, 1948). A única carência endêmica identificada na região foi a deficiência de iodo, responsável pelo bócio endêmico. A carência de proteínas, vitamina B1, ferro e cloreto de sódio acontecia de forma esporádica, embora fosse típica da localidade. Além disso, as deficiências das vitaminas A, B1, B2, C, niacina e cálcio foram reconhecidas em suas formas leves. No que diz respeito ao bócio endêmico, Gandra (1966), na década de 1960, e Marques (2010), já neste século, destacaram que a carência alimentar correlata já existia no Brasil desde os tempos coloniais e era mais prevalente nos estados de Minas Gerais, São Paulo, Rio de Janeiro, Paraná, Goiás e Mato Grosso. Segundo os autores, a incidência de bócio endêmico entre escolares de Minas Gerais e São Paulo era de 44% e 60%, respectivamente, naquela época (Marques, 2010; Gandra, 1966).

Por fim, Josué de Castro classificou o Extremo Sul como uma região que apresentava deficiências alimentares discretas e menos generalizadas, com carências parciais, restritas a determinados grupos ou classes sociais (Castro, 1948). Essa área tinha o melhor perfil epidemiológico nutricional: as carências de vitaminas A, B2, C e niacina, cálcio e ferro eram subclínicas; a deficiência de vitamina D (causadora de raquitismo) era esporádica; a escassez de iodo ocorria de forma endêmica. No entanto, o médico fez um alerta ao concluir sua análise: ele observou um aumento na carência de proteínas, que tipicamente resultava em desnutrição proteica (*kwashiorkor*), especialmente entre as crianças de famílias pobres e proletárias dos grandes centros urbanos da região, como Rio de Janeiro e São Paulo.

Após o grande impacto do livro *Geografia da fome*, Josué de Castro publicou a obra *Geopolítica da fome*, em 1951, na qual explorou o problema da fome em nível global, demonstrando que, longe de ser exclusiva do Brasil, ela afetava a maioria da população mundial, inclusive levando muitas pessoas à subnutrição e à morte por inanição. Nesse sentido, o autor enfatizou a existência da fome oculta, resultante da deficiência de vitaminas e minerais, e identificou a pobreza como a principal causadora da fome aguda. Segundo ele, a fome oculta estava relacionada a questões econômicas, padrões alimentares arraigados, tradições culturais e práticas religiosas (Castro, 1951).

Não podemos deixar de considerar que Josué de Castro teve uma participação de suma importância no Conselho Executivo da Food and Agriculture Organization (FAO), marcado pela criação de uma reserva internacional de combate à fome e pela liderança de uma campanha mundial contra esse problema. No entanto, com a instauração da ditadura militar, o médico pernambucano foi exilado, vindo a falecer em Paris, em 1964.

Durante sua vida, ele dedicou tempo e esforços para alertar o mundo sobre os desafios da fome e da miséria em escala global. Além disso, Josué de Castro também atuou ativamente na esfera política e social para combater essas questões de saúde, promovendo a conscientização coletiva e preocupando-se com o bem-estar econômico e humano.

1.4 A nutrição no Brasil

Para compreendermos a implementação e a ascensão da nutrição no Brasil, precisamos fazer um resgate histórico das movimentações populacionais, a fim de conseguirmos entender em que momento a relação entre alimentação e nutrição começou a se mostrar fundamental.

Na literatura científica do Brasil, é amplamente aceito que o campo da alimentação e nutrição – que abrange três dimensões fundamentais: ciência, profissão e política pública – teve origem no final da década de 1930, durante o governo de Getúlio Vargas. No âmbito científico, essa área surgiu em conexão com a disciplina de Higiene Alimentar, uma área de estudo que começou a se consolidar nas faculdades de Medicina no século XIX e que, na década de 1930, tornou-se pilar para a institucionalização acadêmica desse novo domínio científico.

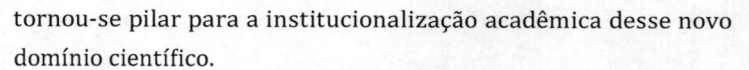

A partir dos anos 1930, duas correntes teóricas exerceram enorme influência na formação desse campo científico. A primeira, de natureza biológica, reunia cientistas que se preocupavam com aspectos clínicos, fisiológicos e individuais relacionados ao consumo e à utilização dos nutrientes no organismo. A segunda, de natureza social, agrupava pesquisadores cujo foco se concentrava nos aspectos econômicos, sociais e populacionais vinculados à produção, à distribuição e ao consumo de alimentos. É nessa segunda corrente que encontramos a base para a formação do campo da alimentação e nutrição no contexto brasileiro.

No âmbito profissional, a fundação dos primeiros cursos de formação em Alimentação e Nutrição, que abrangiam profissionais como nutrólogos, nutricionistas/dietistas, auxiliares de alimentação e economistas domésticos, data de 1939. Esse marco foi o propulsor para estabelecer as fronteiras que delimitavam as competências, a autonomia e o poder das diversas especialidades profissionais que contribuíram para a construção desse complexo campo interdisciplinar.

Entre 1930 e 1980, o perfil epidemiológico nutricional no Brasil foi caracterizado por carências nutricionais que, posteriormente, foram acompanhadas por doenças relacionadas ao excesso nutricional, como obesidade, diabetes, dislipidemias, hipertensão e câncer. Esse fenômeno, conhecido como *transição nutricional brasileira*, requereu dos profissionais de saúde a necessidade de compreender suas causas e de implementar intervenções de controle.

Ao longo desse período, no que se refere às políticas públicas, a abordagem deixou de ser centrada em um planejamento autoritário e passou para um modelo participativo. Em outras palavras, houve uma transição da centralização para a descentralização administrativa, da universalização para a focalização de benefícios, bem como do controle estatal para o controle social. Os programas de distribuição de alimentos em espécie foram substituídos por tíquetes e transferências de renda em dinheiro. Ainda, as ações passaram de emergenciais e assistenciais para mediatas e estruturais, e de compensatórias para emancipatórias.

Essas questões foram amparadas principalmente por dois eventos de alcance internacional:

I. Em 1992, a Conferência Internacional de Nutrição, organizada pela FAO, introduziu o conceito de segurança alimentar e nutricional (SAN), englobando aspectos alimentares e nutricionais.

II. Em 1996, durante a Cúpula Mundial da Alimentação (WFS) realizada em Roma, a FAO associou o direito humano à alimentação adequada (DHAA) à SAN.

No cenário brasileiro, os principais acontecimentos referentes à nutrição foram os seguintes:

- Em 1993, ocorreu a criação do Conselho Nacional de Segurança Alimentar e Nutricional (Consea), com o objetivo de auxiliar na elaboração do Plano Nacional de Combate à Fome e à Miséria.
- Em 1999, a Política Nacional de Alimentação e Nutrição (PNAN) foi implementada, visando melhorar as condições de alimentação, nutrição e saúde da população (Brasil, 2013).
- A partir de 2000, foram criados programas de transferência de renda, a exemplo do Bolsa Família, como estratégia para apoiar as populações extremamente pobres.
- Em 2006, como sequência das políticas anteriores, foram estabelecidas a Lei Orgânica de Segurança Alimentar e Nutricional (Losan) e a Política Nacional de Segurança Alimentar e Nutricional, fortalecendo as ações de SAN no sistema de saúde (Brasil, 2006a).
- Em 2010, as ações anteriormente descritas culminaram no reconhecimento da alimentação como um direito social.

Além disso, programas de reforma agrária e o Programa Nacional de Alimentação Escolar (PNAE) incentivaram a produção local de alimentos, promovendo a soberania alimentar e a redução da dependência externa. Porém, embora o Brasil tenha obtido sucesso na redução da pobreza, a desigualdade social ainda persiste, demonstrando a necessidade contínua de construirmos uma sociedade mais justa e igualitária.

1.5 A regulamentação da profissão de nutricionista

No Brasil, a profissão de nutricionista foi oficialmente regulamentada pela Lei n. 5.276, de 24 de abril de 1967, assinada pelo então presidente General Artur da Costa e Silva (Brasil, 1967). No entanto, antes dessa regulamentação, em 1939, a Faculdade de Saúde Pública da Universidade de São Paulo já havia ofertado o primeiro curso técnico de nível médio em Nutrição no país. Anos depois, foi criada a Associação Brasileira de Nutricionistas (ABN), em 31 de agosto de 1965, data que passou a ser celebrada como o Dia do Nutricionista. À época, os principais objetivos da ABN eram regulamentar a profissão, elevar o curso de Nutrição ao nível superior e estabelecer conselhos de nutricionistas.

Ao longo da década de 1950, vários projetos relacionados à educação superior em Nutrição foram arquivados no Congresso Nacional, o que prejudicou a qualidade da formação e as oportunidades de trabalho nesse campo. Foi somente em 1962 que os cursos da área passaram a ser reconhecidos como de nível superior, com uma duração de três anos. No entanto, em 1974, após uma atualização no currículo mínimo desses cursos, a carga horária total aumentou para 2.880 horas, a serem completadas em quatro anos.

A criação do Conselhos Federal de Nutrição (CFN) e dos Conselhos Regionais de Nutrição (CRNs) ocorreu somente após a aprovação da Lei n. 6.583, de 20 de outubro de 1978, criada com o objetivo de fiscalizar a profissão de nutricionista, regulamentar seu exercício e promover os interesses da categoria (Brasil, 1980). Posteriormente, o Decreto n. 84.444, de 30 de janeiro de 1980, regulamentou essa lei, estabelecendo diretrizes para a criação e o funcionamento desses conselhos. Ademais, no final da década de 1970, em diversos estados brasileiros, houve a formação de associações profissionais, as quais se transformaram em sindicatos de nutricionistas, focados em questões trabalhistas referentes ao mercado de trabalho.

Porém, com o tempo, os nutricionistas perceberam que a lei original (Lei n. 5.276/1967) não atendia mais às demandas práticas da profissão, o que deu origem a debates sobre a necessidade de revisá-la. Finalmente, em 17 de setembro de 1991, o então Presidente Fernando Collor de Melo sancionou a Lei n. 8.234, que reconheceu os nutricionistas como especialistas em alimentação e nutrição (Brasil, 1991).

Ao longo de sua história, a categoria dos nutricionistas aprimorou práticas e instrumentos de atuação profissional, tornando-se referência na promoção do direito a uma alimentação saudável e adequada. Entretanto, em que pese a superação dos muitos desafios e as tantas conquistas obtidas com muito empenho e dedicação, a busca por uma atuação qualificada, ética e comprometida com a saúde da população seguirá sempre como prioridade.

Para saber mais

CASTRO, J. de. **Geografia da fome**. São Paulo: Brasiliense, 1948.

> Para uma compreensão mais aprofundada das questões de nutrição e desigualdade, recomendamos a leitura de *Geografia da fome*, de Josué de Castro. Publicada em 1951, trata-se de uma obra essencial para entender as causas estruturais da fome e da distribuição desigual dos recursos alimentares. Nela, o autor apresenta uma análise crítica que revela como fatores econômicos e políticos perpetuam a desnutrição. A leitura desse livro é particularmente relevante para profissionais e acadêmicos da área de nutrição, pois fornece um contexto histórico e social que enriquece a prática ética e informada.

Síntese

Neste capítulo, fizemos uma análise da evolução da área de nutrição. Começamos examinando a história desse campo e os marcos significativos que moldaram a ciência nutricional ao longo do tempo. Em seguida, mediante a definição das leis fundamentais da alimentação, exploramos em que medida os princípios científicos foram e são aplicados na prática da nutrição e como eles influenciam a elaboração de estratégias contemporâneas para promover a saúde e o bem-estar das pessoas. Além disso, destacamos a importância do trabalho de Josué de Castro, evidenciando o impacto de suas contribuições para o desenvolvimento da nutrição como ciência e profissão, salientando, também, que as ideias do médico pernambucano continuam em voga. Por fim, abordamos a regulamentação da profissão de nutricionista e ressaltamos que a formalização e as diretrizes da área asseguram a qualidade e a ética na prática da nutrição.

Questões para revisão

1. Qual médico desenvolveu pesquisas sobre as condições de vida do brasileiro envolvendo aspectos econômicos e alimentares?
   a) Josué de Castro.
   b) Hipócrates.
   c) Pedro Escudero.
   d) Lieselotte Hoeschl Ornellas.
   e) Werner Heisenberg.

2. No Brasil, em 1993, foi criado o Conselho Nacional de Segurança Alimentar (Consea), que subsidiou a elaboração do Plano Nacional de Combate à Fome e à Miséria, um projeto que visava construir ações e políticas para:
   a) garantir a segurança alimentar e nutricional no país.
   b) fornecer subsídios financeiros às famílias carentes.
   c) implantar métodos de inserir o nutricionista na sociedade.
   d) assegurar a pesquisa científica no Brasil.
   e) garantir a ocorrência, no país, da Conferência Internacional de Nutrição.

3. Em 1996, a Food and Agriculture Organization (FAO) associou o direito humano à alimentação adequada à garantia da segurança alimentar e nutricional durante a realização da Cúpula Mundial da Alimentação, em Roma. No encontro, todas as nações presentes concordaram que a fome e a desnutrição são inaceitáveis, e que o acesso a alimentos nutricionalmente adequados e seguros é:
   a) apenas uma necessidade básica e fisiológica.
   b) um direito humano.
   c) uma opção política de governo.
   d) uma forma de angariar votos em eleição.
   e) temporariamente aceitável.

4. A nutrição humana foi transformada e inter-relacionada nos discursos de especialistas e fundamentada no conhecimento desenvolvido por diferentes disciplinas científicas e políticas públicas. Diante disso, disserte sobre quais questões permeiam o estudo da nutrição.

5. A medicina hipocrática foi, ao mesmo tempo, considerada arte e ciência, com base em dois imperativos alimentares. Que imperativos são esses?

Questão para reflexão

1. Considerando a evolução histórica da profissão de nutricionista no Brasil – isto é, desde a criação do primeiro curso técnico em Nutrição, em 1939, até a atualização das leis e regulamentações –, reflita sobre os principais desafios enfrentados pela profissão ao longo dos anos. Em sua análise, pense como as mudanças na regulamentação e na formação acadêmica impactaram a prática profissional dos nutricionistas e a qualidade dos serviços oferecidos à população. Além disso, reflita também sobre a importância da adaptação contínua de leis e currículos para atender às novas demandas e avanços na área da nutrição. Como você compreende o papel dos nutricionistas nos contextos atual e futuro? Quais medidas você considera essenciais para promover o avanço da profissão?

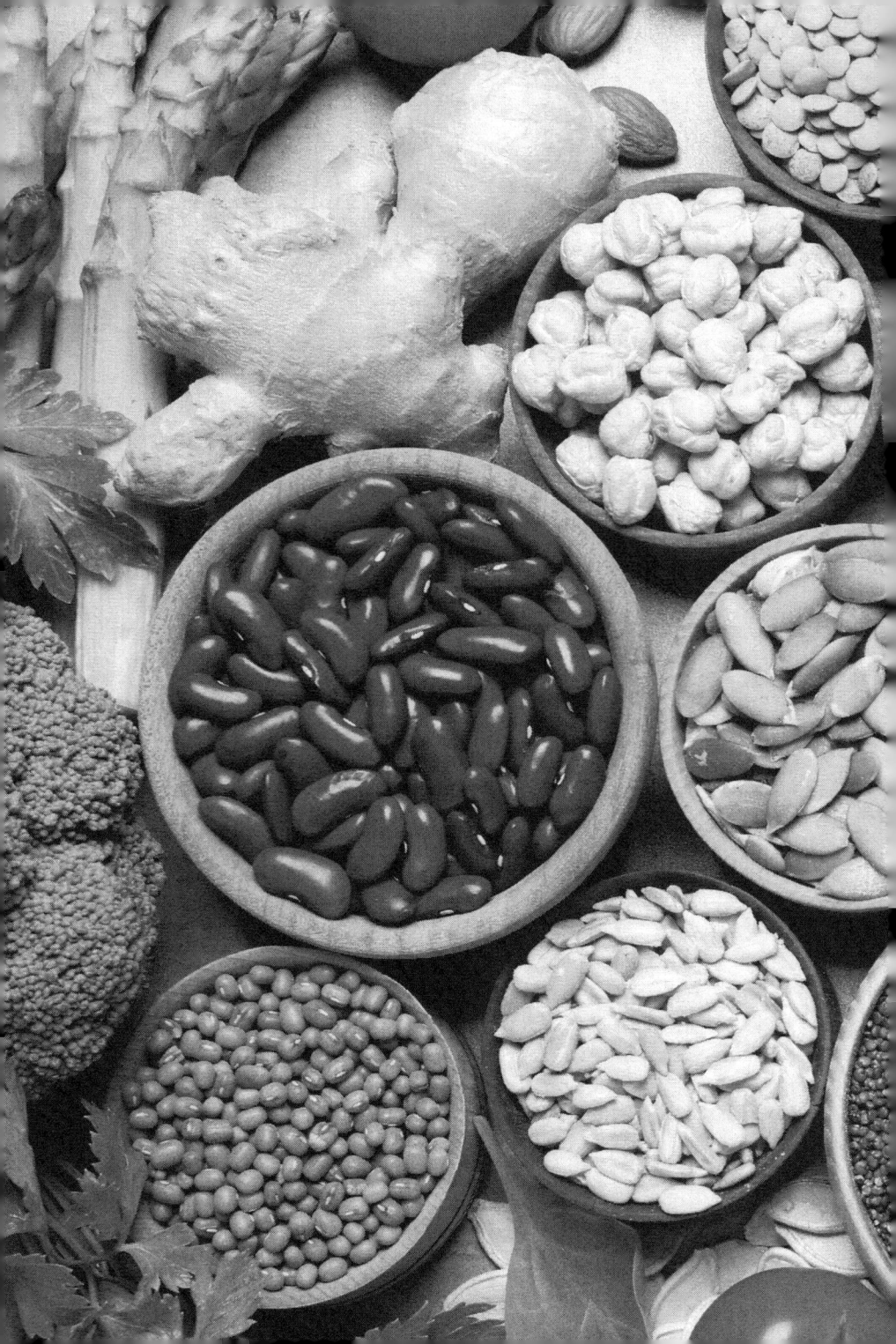

Capítulo 2
Entidades relacionadas à profissão do nutricionista

Conteúdos do capítulo:

- Definição do Conselho Federal de Nutrição (CFN).
- A importância dos sindicatos para a profissão de nutricionista.
- Análise das associações na área de alimentação e nutrição.

Após o estudo deste capítulo, você será capaz de:

1. explicar as funções e responsabilidades do Conselho Federal de Nutrição (CFN) na regulamentação e na supervisão da prática profissional em nível nacional;
2. identificar a estrutura e a função dos Conselhos Regionais de Nutrição (CRNs), compreendendo de que modo esses órgãos atuam para regulamentar e apoiar a prática da nutrição em diferentes regiões do país;
3. avaliar a importância de sindicatos e associações na área da alimentação e nutrição, reconhecendo como eles contribuem para a defesa dos direitos dos profissionais, promovem o desenvolvimento da profissão e influenciam as políticas relacionadas à nutrição e à saúde pública.

2.1 Conselho Federal de Nutrição (CFN)

O Conselho Federal de Nutrição (CFN) é uma entidade federal sem fins lucrativos, de interesse público, cuja autoridade, delegada pelo governo federal e válida em todo o território nacional, permite-lhe regular, orientar e estabelecer normas, bem como disciplinar e supervisionar a prática e as atividades profissionais de nutricionistas e técnicos em nutrição e dietética, com vistas à proteção da sociedade.

A instituição foi criada por meio da Lei n. 6.583, de 20 de outubro de 1978 (Brasil, 1978), e regulamentada pelo Decreto n. 84.444, de 30 de janeiro de 1980 (Brasil, 1980). A Lei n. 8.234, emitida em 17 de setembro de 1991 (Brasil, 1991), substituiu a antiga Lei n. 5.276, de 24 de abril de 1967 (Brasil, 1967), que oficializou a profissão de nutricionista.

Órgão central integrante do Sistema CFN/CRN, o CFN surgiu em resposta à mobilização de profissionais, estudantes e entidades do campo da nutrição, que preconizavam a imprescindibilidade de a categoria dispor de uma entidade reguladora própria. Anteriormente, esses grupos eram submetidos à fiscalização de órgãos regionais ligados à medicina, conforme estabelecido na Lei n. 5.276/1967 (CFN, 2024b).

O CFN desempenha um papel fundamental na regulamentação e na organização dos Conselhos Regionais de Nutrição (CRNs) e na orientação dos profissionais da área. Mediante a publicação de resoluções e outros atos normativos, a instituição define diretrizes que padronizam os procedimentos, delineando a atuação de conselhos regionais e profissionais, ao mesmo tempo em que respeita as peculiaridades e demandas específicas de cada região.

O plenário do CFN é composto de nove conselheiros federais efetivos e nove suplentes, eleitos para um mandato de três anos. Paralelamente, a diretoria, constituída por presidente, vice-presidente, secretário e tesoureiro, é selecionada anualmente entre os membros efetivos do plenário, assumindo funções executivas (CFN, 2024b).

A estrutura organizacional do CFN, delineada pelo Decreto Regulamentar n. 84.444/1980, compreende diversos órgãos que desempenham funções específicas, garantindo a gestão e a orientação adequadas da entidade. Entre esses órgãos, destacam-se (CFN, 2024b):

- Plenário, responsável por decisões deliberativas.
- Diretoria, incumbida das funções executivas.
- Presidência, encarregada da coordenação e da gestão.
- Comissões permanentes, tais como: tomada de contas, ética, fiscalização, formação profissional, comunicação e licitação, que desempenham funções referentes a orientação, disciplina, suporte e assessoramento.
- Comissões especiais, transitórias, grupos de trabalhos.
- Câmaras técnicas.

Cada órgão exerce papéis específicos dentro do âmbito da entidade. Essa estrutura organizacional proporciona o correto funcionamento e a gestão eficaz das atividades do Conselho. Além dessas funções, o CFN conta com uma estrutura administrativa que fornece suporte e assessoria, atualmente constituída por coordenação administrativa e unidades específicas, vinculadas às áreas jurídica, contábil, técnica e de comunicação (CFN, 2024b). Por fim, a missão do CFN é:

Contribuir para a garantia do Direito Humano à Alimentação Adequada e Saudável, normatizando e disciplinando o exercício profissional do Nutricionista e do Técnico em Nutrição e Dietética, para uma prática pautada na ética e comprometida com a Segurança Alimentar e Nutricional, em benefício da sociedade. (CFN, 2024b)

Dessa forma, a criação do CFN representou não apenas uma conquista para os profissionais da área, mas também um marco na autonomia e na regulamentação da profissão de nutricionista, na medida em que proporcionou orientação, normatização e fiscalização específicas das atividades dessa categoria em território nacional.

É importante ressaltar que a Lei n. 6.583/1978, regulamentada pelo Decreto n. 84.444/1980, criou, além do CFN, os CRNs.

2.2 Conselhos Regionais de Nutrição (CRNs)

Da mesma forma que o CFN, o CRN é uma entidade pública sem fins lucrativos, investida com autoridade delegada pelo governo federal para estabelecer normas, bem como direcionar, regular e fiscalizar as práticas e atividades exercidas pelos profissionais de nutrição e pelos técnicos em nutrição e dietética.

Atualmente, o sistema conta com o CFN, com sede em Brasília e jurisdição em todo o país, além de 11 conselhos regionais atuantes nos seguintes estados (CFN, 2024a, grifo do original):

- **CRN-1: DF, GO, MT, TO** – sede: Brasília-DF
- **CRN-2: RS** – sede: Porto Alegre-RS
- **CRN-3: SP e MS** – sede: São Paulo-SP

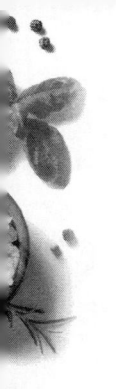

- **CRN-4: ES e RJ** – sede: Rio de Janeiro-RJ
- **CRN-5: BA e SE** – sede: Salvador-BA
- **CRN-6: AL, PB, PE, RN** – sede: Recife-PE
- **CRN-7: AC, AM, AP, PA, RO, RR** – sede: Belém-PA
- **CRN-8: PR** – sede: Curitiba-PR
- **CRN-9: MG** – sede: Belo Horizonte-MG
- **CRN-10: SC** – sede: Florianópolis-SC
- **CRN-11: CE, MA, PI** – sede: Fortaleza-CE

Na Figura 2.1, a seguir, podemos visualizar melhor os estados que comportam os 11 CRNs.

Figura 2.1 – Mapa do Brasil com os CRNs

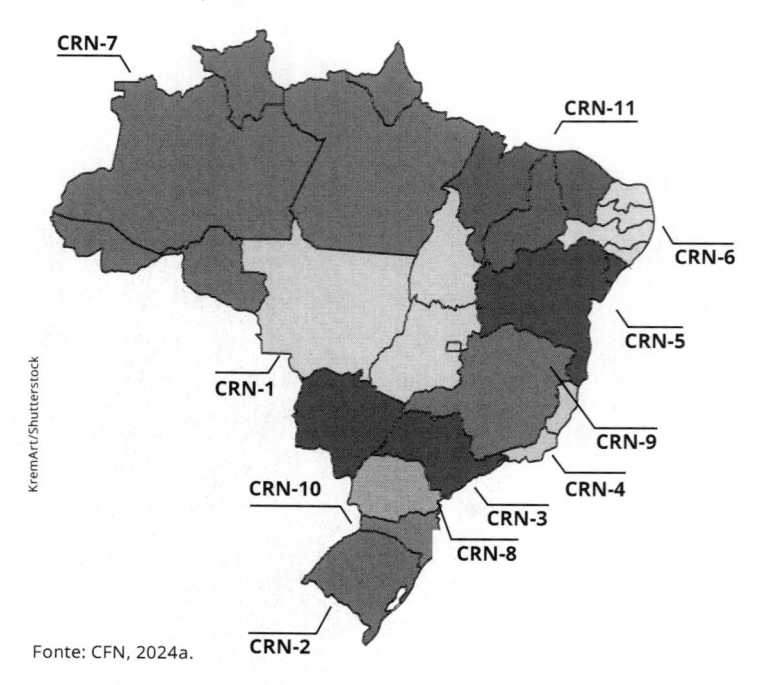

Fonte: CFN, 2024a.

Os CRNs são compostos de nove membros titulares e um número equivalente de suplentes, selecionados mediante eleição direta e votação pessoal, secreta e obrigatória dos profissionais registrados. Os mandatos são de três anos, sendo possível somente uma reeleição consecutiva.

De acordo com o Decreto n. 84.444/1980, cap. III, art. 13, compete aos CRNs:

I - eleger, dentre seus membros, o respectivo Presidente, Vice-Presidente, Secretário e Tesoureiro;

II - expedir Carteira de Identidade Profissional e Cartão de Identificação aos profissionais registrados, de acordo com o modelo instituído pelo Conselho Federal;

III - fiscalizar o exercício profissional na área de sua jurisdição, tomando as providências cabíveis, e representando a autoridade competente sobre os fatos que apurar e cuja solução ou repressão escape à sua alçada;

IV - cumprir e fazer cumprir as disposições legais e regulamentares em vigor, o regimento e o código de ética profissional, bem como as resoluções e demais atos baixados pelo Conselho Federal;

V - funcionar como Tribunal de Ética Profissional nos casos em que se fizer necessário;

VI - elaborar o projeto de seu regimento e suas alterações, submetendo-os ao exame do Conselho Federal, para aprovação do Ministro do Trabalho;

VII - propor ao Conselho Federal as medidas necessárias ao aprimoramento dos serviços e dos sistemas de fiscalização do exercício profissional;

VIII - aprovar a proposta orçamentária e autorizar a abertura de créditos adicionais e as operações referentes a mutações patrimoniais;

IX - autorizar o Presidente a onerar ou alienar bens imóveis de propriedade do Conselho;

x - arrecadar anuidades, multas, taxas e emolumentos e adotar todas as medidas destinadas à efetivação de sua receita, destacando e repassando ao Conselho Federal as importâncias correspondentes à sua participação;

xi - promover, perante o juízo competente, a cobrança de importâncias relativas a anuidades, taxas emolumentos e multas, após esgotados os meios de cobrança amigável;

xii - estimular a exação no exercício da profissão, zelando pelo prestígio e bom conceito dos que a exercem;

xiii - julgar as infrações e aplicar as penalidades previstas neste Regulamento, na Lei, no Código de Ética e em normas complementares baixadas pelo Conselho Federal;

xiv - emitir parecer conclusivo sobre prestação de contas a que esteja obrigado;

xv - publicar, anualmente, seu orçamento e respectivos créditos adicionais, os balanços, a execução orçamentária, o relatório de suas atividades e a relação dos profissionais registrados;

xvi - cumprir e fazer cumprir as determinações decorrentes da supervisão ministerial;

xvii - promover, em âmbito regional, simpósios, conferências e outras formas que visem ao aprimoramento cultural e profissional dos nutricionistas;

xviii - instruir processos relativos a recursos interpostos de suas decisões, encaminhando-os ao Conselho Federal, para julgamento;

xix - baixar os atos necessários ao bom desenvolvimento de suas atividades e programas;

xx - eleger, dentre seus membros, o respectivo representante para composição do Colégio Eleitoral a que se refere o artigo 5º;

xxi - decidir sobre pedidos de inscrição de pessoas físicas e jurídicas;.

xxii - organizar e manter o registro profissional de pessoas físicas e jurídicas inscritas. (Brasil, 1980)

Para a manutenção de suas atividades, os CRNs contam com diversas fontes de renda, tais como a arrecadação de anuidades, taxas, emolumentos e multas. Além disso, as entidades recebem legados, doações e subvenções, juntamente com rendas provenientes de seu patrimônio. Logo, as várias fontes de receita são essenciais para sustentar as operações e as iniciativas dessas organizações, na medida que subsidiam a continuidade de suas atividades em prol dos profissionais da área de nutrição.

No Gráfico 2.1, a seguir, podemos visualizar a quantidade de nutricionistas por região e o número total de nutricionistas registrados nos conselhos, de acordo com informações retiradas do *site* do CFN, referentes ao 2º trimestre de 2023[1].

Gráfico 2.1 – Total de nutricionistas por regional

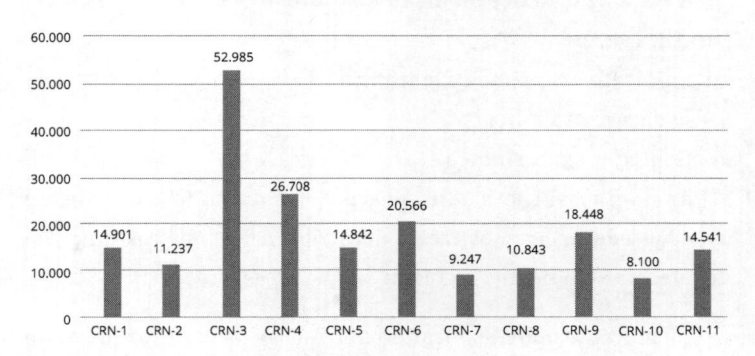

Regional	Total
CRN-1	14.901
CRN-2	11.237
CRN-3	52.985
CRN-4	26.708
CRN-5	14.842
CRN-6	20.566
CRN-7	9.247
CRN-8	10.843
CRN-9	18.448
CRN-10	8.100
CRN-11	14.541

Fonte: Elaborado com base em CFN, 2024b.

---

[1] Quando da data de publicação desta obra, os dados mais recentes encontrados no *site* do CFN ainda se referiam a 2023.

2.3 Sindicatos

O conceito de sindicato foi firmado nas convenções da Organização Internacional do Trabalho (OIT) e também consta na Constituição Federal (CF) (Brasil, 1988) e na Consolidação das Leis Trabalhistas (CLT) – Decreto-lei n. 5.452, de 1º de maio de 1943 (Brasil, 1943). Sua função primordial está vinculada à proteção e à defesa dos direitos das categorias, atuando em questões judiciais e administrativas.

A finalidade dos sindicatos é resguardar os direitos trabalhistas, por meio do estabelecimento de pisos salariais, da regulamentação da carga horária de trabalho, da garantia de condições laborais adequadas, além de outros aspectos ligados ao universo profissional, com o objetivo de assegurar a conquista e a manutenção dos direitos dos trabalhadores no exercício de seus cargos.

A organização dos sindicatos no Brasil ocorre em três níveis (Brasil, 1943):

I. Sindicato em primeira instância.
II. Federações sindicais.
III. Confederações sindicais.

As federações são constituídas por, no mínimo, cinco sindicatos, e as confederações, por três federações. As principais funções e deveres dos sindicatos incluem:

- formular propostas visando aprimorar a condição social dos trabalhadores;
- negociar acordos coletivos de trabalho em benefício da categoria;
- intervir legalmente em ações judiciais em todas as esferas do Judiciário;
- prestar orientação jurídica sobre questões relacionadas ao âmbito trabalhista;

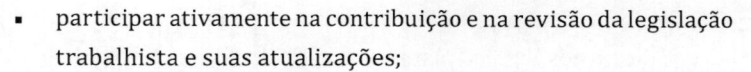

- participar ativamente na contribuição e na revisão da legislação trabalhista e suas atualizações;
- receber e encaminhar denúncias trabalhistas às instâncias superiores competentes.

Financeiramente, os sindicatos se mantêm graças às contribuições de seus membros. Sua estrutura organizacional conta com cargos de presidente, vice-presidente, secretários e demais postos administrativos considerados essenciais.

No campo da nutrição, a rede sindical ainda não apresenta uma abrangência significativa. Por essa razão, os profissionais da área muitas vezes obtêm reconhecimento mediante a atuação de sindicatos de setores correlatos, tais como hotelaria, alimentação coletiva, hospitalar, entre outros.

Atualmente, no Brasil, são estes os sindicatos vinculados à nutrição:

- Sindicato dos Nutricionistas do Estado de São Paulo (SindiNutri-SP).
- Sindicato dos Nutricionistas no Estado do Espírito Santo (SindiNutri-ES).
- Sindicato dos Nutricionistas do Rio de Janeiro (Sinerj).
- Sindicato dos Nutricionistas do Estado da Bahia (Sindnut-BA).
- Sindicato dos Nutricionistas do Estado de Alagoas (Sindnut-AL).
- Sindicato dos Nutricionistas no Estado do Amazonas (SindNutri-AM).
- Sindicato dos Nutricionistas no Estado de Santa Catarina (Sinusc).
- Sindicato dos Nutricionistas no Estado do Mato Grosso do Sul (SindNutri-MS).
- Sindicato dos Nutricionistas do Rio Grande do Sul (Sinurgs).
- Sindicato dos Nutricionistas no Estado de Goiás (Sineg).

- Sindicato dos Nutricionistas do Estado da Paraíba (Sinep).
- Sindicato dos Nutricionistas no Estado do Pernambuco (Sinepe).
- Sindicato dos Nutricionistas do Distrito Federal (SindNutri-DF).

Os profissionais que desejam participar do movimento sindical, mas não dispõem de uma entidade de nutricionistas na região em que moram, podem se afiliar à Federação Nacional dos Nutricionistas (FNN), instituição responsável por representar seus membros em todo o território nacional e por incentivá-los a participar ativamente do cenário sindical.

A FNN foi criada em 1989, durante uma assembleia geral realizada em Recife, graças à união de profissionais que se mobilizaram para erigir uma consciência crítica e social atrelada ao campo da nutrição. O encontro reuniu representantes sindicais de diferentes estados, como Rio de Janeiro, Rio Grande do Sul, Pernambuco, São Paulo, Alagoas e o Distrito Federal. Assim, a FNN é o órgão responsável por congregar todos os sindicatos de nutricionistas no país e defender os direitos da categoria (FNN, 2024).

2.4 Associação Brasileira de Nutrição (Asbran)

A principal entidade brasileira vinculada à nutrição é a Associação Brasileira de Nutrição (Asbran), organização sem fins lucrativos cujo propósito principal é fortalecer a formação e a especialização dos nutricionistas, além de fomentar a realização de pesquisas sobre alimentação e nutrição no Brasil. Em razão disso, a instituição é responsável por organizar o Congresso Brasileiro de Nutrição (Conbran), que ocorre a cada dois anos, sendo o mais importante evento nacional na área.

A nível estadual e municipal, existem algumas associações ligadas à Asbran e à Sociedade Brasileira de Alimentação e Nutrição (SBAN), ambas com sede em São Paulo. São elas:

- Associação de Nutrição do Paraná (Anupar).
- Associação dos Nutricionistas do Oeste do Paraná (Anuop).
- Associação Paulista de Nutrição (Apan).
- Associação de Nutrição do Distrito Federal (ANDF).
- Associação Catarinense de Nutrição (Acan).
- Associação de Nutrição do Estado do Espírito Santo (Anees).
- Associação Pernambucana de Nutrição (APN).
- Associação Alagoana de Nutrição (Alnut).
- Associação Sul-mato-grossense de Nutrição (Asman).
- Associação de Nutrição do Estado do Rio de Janeiro (Anerj).
- Associação Gaúcha de Nutrição (Agan).
- Associação de Nutrição do Estado do Pará (Anepa).

Além de emitirem pareceres técnicos que contribuem para o fortalecimento e a valorização da nutrição, as associações periodicamente promovem eventos temáticos voltados a questões relevantes da área, nos quais oferecem oportunidades de formação e de educação continuada. Em geral, elas aceitam a participação de estudantes nesses eventos, o que auxilia os alunos a se familiarizarem com o meio e a se manterem atualizados em seus temas de interesse.

As áreas específicas da profissão abrangem:

- educação alimentar e nutricional;
- nutrição clínica;
- nutrição clínica em terapia intensiva;
- nutrição em alimentação coletiva;
- nutrição em alimentação escolar;

- nutrição em esportes e exercício físico;
- nutrição materno-infantil.

É a Asbran quem confere ao nutricionista o título de especialista, em reconhecimento de sua capacitação técnica e científica. O processo de obtenção do título é constituído de algumas comprovações, além de uma prova específica para avaliar os conhecimentos do nutricionista em sua área de preferência.

Para saber mais

ASBRAN – Associação Brasileira de Nutrição. **Estatuto Social**. Brasília, 2014. Disponível em: <https://www.asbran.org.br/storage/arquivos/Estatuto.pdf>. Acesso em: 1º nov. 2024.

Para uma melhor compreensão sobre as diretrizes e o funcionamento da Asbran, recomendamos a consulta ao estatuto social da entidade. Trata-se do documento que detalha as normas e os regulamentos que orientam a atuação da associação. No texto, constam os objetivos da entidade, a estrutura organizacional, a missão, a composição do corpo diretor, as atribuições dos conselhos e comitês, as responsabilidades de seus integrantes e os procedimentos para a filiação e a participação dos nutricionistas. O estatuto social da Asbran estabelece as bases para a regulamentação e a promoção da nutrição no Brasil e apresenta informações acerca das políticas de ética e de atuação profissional, que visam garantir a qualidade e a integridade na prática da nutrição.

FNN – Federação Nacional de Nutricionistas. **Tabela de honorários**. Disponível em: <https://www.fnn.org.br/honorarios>. Acesso em: 4 nov. 2024.

> No *link* indicado, referente à página oficial da FNN, encontramos as tabelas com as atividades e os valores mínimos dos honorários que devem sem cobrados pelos nutricionistas.

Síntese

Neste capítulo, apresentamos as entidades representativas da área da nutrição e identificamos a importância das associações, dos conselhos profissionais e dos sindicatos para a regulamentação e a manutenção da ética na profissão. Vimos que as associações se concentram em promover a atualização científica e o estímulo à pesquisa em alimentação e nutrição, enquanto os sindicatos focam em melhorar as condições de trabalho e garantir honorários justos aos profissionais. Também abordamos brevemente o Sistema CFN/CRN, órgão regulador fundamental para a prática dos nutricionistas e dos técnicos em nutrição e dietética – a inscrição nesse sistema é uma exigência para o exercício da profissão.

Diante do exposto, explicamos que a regulamentação e o suporte oferecidos por tais entidades são essenciais para a qualidade dos serviços e a evolução contínua da nutrição como ciência. No entanto, não podemos deixar de considerar os desafios que os nutricionistas enfrentam em relação às diretrizes estabelecidas. Por isso, é crucial que essas instituições estejam sempre se adaptando para melhor atenderem às necessidades emergentes da profissão e da sociedade.

Questões para revisão

1. O Conselho Federal de Nutrição (CFN) atualizou as áreas de atuação do nutricionista com a publicação da Resolução n. 600, de 25 de fevereiro de 2018. A esse respeito, assinale a alternativa

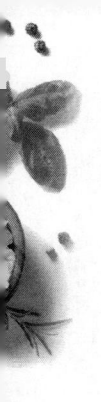

que apresenta correta e completamente todas as áreas de atuação do nutricionista:

a) Nutrição em alimentação coletiva; nutrição clínica; nutrição em esportes; nutrição na cadeia de produção; nutrição em instituições de longa permanência; nutrição na indústria e no comércio de alimentos; nutrição no ensino.

b) Nutrição em cozinhas industriais; nutrição clínica; nutrição esportiva; nutrição em saúde coletiva; nutrição na indústria; nutrição no ensino, na pesquisa e na extensão.

c) Nutrição em alimentação industrial; nutrição clínica; nutrição esportiva; nutrição em saúde coletiva; nutrição no comércio de alimentos; nutrição no ensino e na pesquisa.

d) Nutrição em alimentação coletiva; nutrição clínica; nutrição em esportes e exercício físico; nutrição em saúde coletiva; nutrição na cadeia de produção, na indústria e no comércio de alimentos; nutrição no ensino, na pesquisa e na extensão.

e) Nutrição hospitalar; nutrição em alimentação industrial; nutrição em esportes; nutrição coletiva; nutrição na cadeia de produção, na indústria e no comércio de alimentos.

2. As entidades de classe como os conselhos, as associações e os sindicatos de nutricionistas existem por iniciativa exclusiva:
   a) do governo federal.
   b) da sociedade.
   c) dos nutricionistas.
   d) do Poder Judiciário.
   e) dos governos estaduais.

3. Qual é a entidade de classe responsável por organizar o maior congresso de nutrição no Brasil atualmente?
   a) Associação Brasileira de Nutrição.
   b) Federação Nacional de Nutricionistas.

c) Conselho Federal de Nutrição.
d) Federação Brasileira de Nutrição.
e) Sindicato de Nutricionistas.

4. Qual é a finalidade dos Conselhos Federal e Regionais de Nutrição?

5. Qual é a finalidade dos sindicatos de nutricionistas?

Questão para reflexão

1. Considerando o papel fundamental dos conselhos profissionais de nutrição, como o Conselho Federal de Nutrição (CFN) e os Conselhos Regionais de Nutrição (CRNs), analise a importância dessas instituições na regulamentação da profissão e na garantia da qualidade dos serviços prestados pelos nutricionistas. Em sua análise, reflita sobre como essas organizações contribuem para a formação e a prática ética dos profissionais e quais são os desafios de adaptação às novas demandas da área da nutrição. Além disso, reflita também sobre o seguinte questionamento: Os conselhos podem ser aprimorados para enfrentar esses desafios e melhorar ainda mais a profissão de nutricionista?

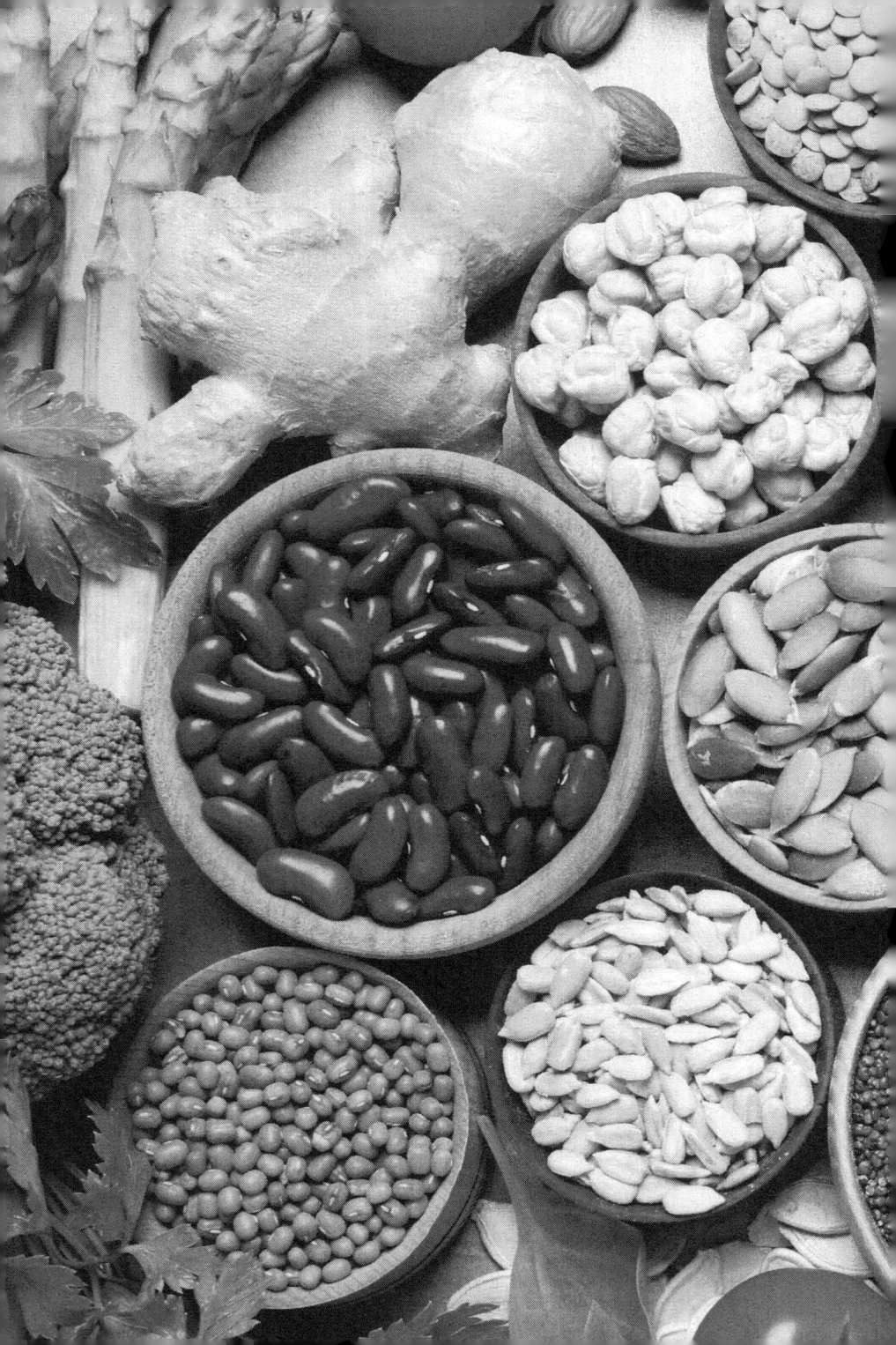

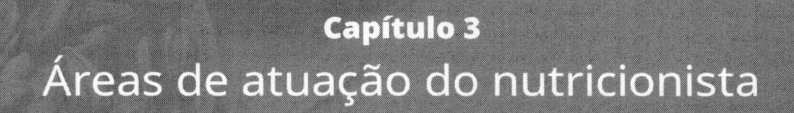

Capítulo 3
Áreas de atuação do nutricionista

Conteúdos do capítulo:

- Atribuições do nutricionista de acordo com a área de atuação.
- Atividades privativas do nutricionista.
- Definição das responsabilidades do nutricionista.

Após o estudo deste capítulo, você será capaz de:

1. identificar e compreender as atribuições específicas do nutricionista em diferentes áreas de atuação, reconhecendo as funções e responsabilidades associadas a cada especialidade;
2. distinguir as atividades privativas do nutricionista, entendendo quais tarefas são exclusivas do profissional e como elas contribuem para a qualidade e a eficácia dos serviços prestados na área da nutrição;
3. estabelecer claramente as responsabilidades do profissional de nutrição, incluindo os deveres éticos e legais que regem o trabalho e de que modo tais encargos impactam a prática diária e a relação com os clientes e outros profissionais de saúde.

3.1 Nutrição em alimentação coletiva

Dentro da área de alimentação coletiva, existe a subárea da gestão em unidades de alimentação e nutrição (UANs), a qual comporta quatro segmentos que também são fragmentados em outros subsegmentos. Vamos acompanhar a seguir:

A. Subárea – Gestão em Unidades de Alimentação e Nutrição (UAN):

A.1. Segmento – Unidade de Alimentação e Nutrição (UAN) Institucional (pública e privada):

A.1.1. Subsegmento – Serviços de alimentação coletiva (autogestão e concessão) em: empresas e instituições, hotéis, hotelaria marítima, comissarias, unidades prisionais, hospitais, clínicas em geral, hospital-dia, Unidades de Pronto Atendimento (UPAs), *spa* clínicos, serviços de terapia renal substitutiva, Instituições de Longa Permanência para Idosos (ILPI) e similares. [...]

A.2. Segmento – Alimentação e Nutrição no Ambiente Escolar:

A.2.1. Subsegmento – Programa Nacional de Alimentação Escolar (PNAE).

A.2.2. Subsegmento – Alimentação e Nutrição no Ambiente Escolar – Rede Privada de Ensino.

A.3. Segmento – Programa de Alimentação do Trabalhador (PAT).

A.3.1. Subsegmento – Empresas Fornecedoras de Alimentação Coletiva: Produção de Refeições (autogestão e concessão).

A.3.2. Subsegmento – Empresas Prestadoras de Serviços de Alimentação Coletiva: Refeição-Convênio.

A.3.3. Subsegmento – Empresas Fornecedoras de Alimentação Coletiva: Cestas de Alimentos.

A.4. Segmento – Serviço Comercial de Alimentação.
A.4.1. Subsegmento – Restaurantes Comerciais e similares.
A.4.2. Subsegmento – Bufê de Eventos.
A.4.3. Subsegmento – Serviço Ambulante de Alimentação. (CFN, 2018c)

Nesse campo, é responsabilidade do nutricionista elaborar estratégias em relação à produção de alimentos, além de coordenar, liderar, supervisionar e avaliar os serviços de alimentação e nutrição, bem como oferecer assistência e orientação nutricional para indivíduos (tanto saudáveis quanto enfermos) e comunidades, em organizações públicas e privadas.

As obrigações essenciais e suplementares do nutricionista que atua com alimentação coletiva variam de acordo com o setor e/ou a subdivisão de atuação.

Quanto às atividades essenciais dessa área, elas incluem, de maneira resumida (CFN, 2018c):

- desenvolver cardápios adaptados às necessidades nutricionais de diferentes faixas etárias, respeitando os hábitos alimentares locais, culturais, econômicos, sazonais e étnicos;
- elaborar informações nutricionais para cardápios e/ou produtos e proceder à rotulagem nutricional destes;
- coordenar procedimentos de recebimento e armazenamento de alimentos e materiais;
- criar fichas técnicas de preparação e elaborar e implantar o manual de boas práticas e os procedimentos operacionais padrão (POPs);
- supervisionar as etapas de pré-preparo, preparo, distribuição e transporte de refeições e/ou preparações;

- implementar programas de educação alimentar e nutricional e promover a capacitação dos colaboradores;
- selecionar fornecedores e garantir a procedência dos alimentos;
- realizar a avaliação, o diagnóstico e o monitoramento nutricional em ambientes escolares;
- cumprir com as legislações vigentes;
- realizar estudos para estabelecer os prazos de validade dos produtos;
- orientar os proprietários sobre os procedimentos necessários para regularizar a atividade perante os órgãos competentes.

Por sua vez, as responsabilidades complementares do nutricionista na área da alimentação coletiva são (CFN, 2018c):

- contribuir para a gestão dos custos de produção;
- participar do planejamento e da supervisão da implementação ou adaptação de instalações físicas, equipamentos e utensílios da UAN;
- planejar atividades de aquisição de alimentos e materiais;
- fazer a análise sensorial e promover testes de aceitação de preparações/refeições.

3.2 Nutrição clínica

A segunda área de atuação do nutricionista, conhecida como *nutrição clínica*, abrange nove subáreas distintas, mas sem a presença de segmentos (CFN, 2018c):

A. Subárea – Assistência Nutricional e Dietoterápica em Hospitais, Clínicas em geral, Hospital-dia, Unidades de Pronto Atendimento (UPA) e *Spa* clínico.

B. Subárea – Assistência Nutricional e Dietoterápica em Serviços e Terapia Renal Substitutiva.

C. Subárea – Assistência Nutricional e Dietoterápica em Instituições de Longa Permanência para Idosos (ILPI).

D. Subárea – Assistência Nutricional e Dietoterápica em Ambulatórios e Consultórios.

E. Subárea – Assistência Nutricional e Dietoterápica em Bancos de Leite Humano (BLHs) e Postos e Coleta.

F. Subárea – Assistência Nutricional e Dietoterápica em Lactários.

G. Subárea – Assistência Nutricional e Dietoterápica em Centrais de Terapia Nutricional.

H. Subárea – Atenção Nutricional Domiciliar (pública e privada).

I. Subárea – Assistência Nutricional e Dietoterápica Personalizada (*Personal Diet*). (CFN, 2018c)

No exercício de suas funções na nutrição clínica, são responsabilidades do nutricionista: fornecer cuidados nutricionais e dietéticos; promover programas de educação alimentar; oferecer serviços de auditoria, consultoria e assessoria em nutrição e dietética; planejar, supervisionar e avaliar estudos alimentares; recomendar suplementos nutricionais; requisitar exames laboratoriais; proporcionar assistência e treinamento especializado em alimentação e nutrição para comunidades e indivíduos, tanto saudáveis quanto doentes, em estabelecimentos públicos e privados, em clínicas de nutrição e dietética e em domicílio (CNF, 2018c).

Cada subárea da nutrição clínica engloba algumas atribuições obrigatórias, as quais apresentamos, a seguir, resumidamente (CFN, 2018c):

- estabelecer e executar protocolos técnicos de assistência nutricional, respeitando a legislação;

- elaborar diagnósticos e prescrições dietéticas com base nas diretrizes de nutrição;
- registrar no prontuário do paciente as prescrições e evoluções nutricionais;
- fornecer orientações nutricionais na alta dos pacientes, estendendo-as aos cuidadores, quando apropriado;
- supervisionar a distribuição de dietas orais e enterais;
- interagir com outros nutricionistas e a equipe de produção de refeições;
- elaborar relatórios técnicos sobre não conformidades e encaminhá-los às autoridades superiores, se necessário;
- avaliar e prescrever dietas considerando interações droga/nutriente e nutrientes/nutrientes;
- envolver-se ativamente nas ações de educação alimentar e nutricional para pacientes, cuidadores, familiares e responsáveis;
- integrar equipes multiprofissionais de terapia nutricional, quando aplicável.

Em seguida, observe as atividades complementares do nutricionista que trabalha com nutrição clínica (CFN, 2018c):

- solicitar exames laboratoriais essenciais para o acompanhamento dietoterápico;
- prescrever suplementos nutricionais, alimentos especiais e fitoterápicos conforme a legislação;
- promover ações de educação alimentar e nutricional para pacientes, cuidadores, familiares e/ou responsáveis;
- produzir e divulgar estudos e pesquisas relacionados à área de atuação, incentivando o intercâmbio técnico-científico;
- atuar no planejamento e na supervisão de estágios e programas de aperfeiçoamento, respeitando as atribuições do nutricionista;

- participar do processo de acreditação hospitalar e da avaliação da qualidade em serviços de nutrição clínica;
- interagir com a equipe multiprofissional para definir procedimentos complementares à prescrição dietética.

3.3 Nutrição em esportes e exercício físico

A terceira área de atuação do nutricionista refere-se à nutrição em esportes e exercício físico e engloba a assistência nutricional e dietoterápica a atletas e desportistas, sem subdivisões de atuação específicas.

Assim como na área de nutrição em alimentação coletiva, as atribuições do nutricionista que trabalha com esportes e exercício são categorizadas em *obrigatórias* e *complementares*. As atribuições obrigatórias incluem (CFN, 2018c):

- avaliar e monitorar o perfil nutricional do atleta ou desportista, de acordo com as diferentes fases do treinamento;
- identificar o consumo energético do indivíduo;
- criar o plano alimentar do indivíduo considerando as distintas fases (manutenção, competição e recuperação);
- oferecer educação e orientação nutricional;
- definir estratégias para reposição de energia e hidratação antes, durante e após o exercício e durante eventos esportivos;
- quando necessário, encaminhar às autoridades competentes relatórios técnicos apontando situações contrárias às boas práticas profissionais e que possam prejudicar a saúde humana.

Por sua vez, as atribuições complementares são as seguintes (CFN, 2018c):

- solicitar exames complementares para subsidiar a avaliação nutricional, a prescrição dietética e o progresso nutricional dos clientes, se pertinente;
- prescrever suplementos nutricionais e alimentos específicos, quando necessário;
- oferecer assistência e suporte nutricional a atletas em treinamento e em competições individuais ou coletivas;
- produzir material educativo para orientar clientes, treinadores e colaboradores;
- facilitar o desenvolvimento de habilidades dos funcionários;
- colaborar com a equipe multidisciplinar envolvida no treinamento e no acompanhamento de atletas e desportistas.

3.4 Nutrição em saúde coletiva

A quarta área de atuação do nutricionista, denominada *nutrição em saúde coletiva*, engloba três subáreas, 11 segmentos e nove subsegmentos de atuação, conforme descrito a seguir (CFN, 2018c):

A. Subárea – Políticas e Programas Institucionais:

A.1. Segmento – Gestão das Políticas e Programas.

A.2. Segmento – Política Nacional de Segurança Alimentar e Nutricional (PNSAN):

A.2.1. Subsegmento – Sistema Nacional de Segurança Alimentar e Nutricional (SISAN): Programa de Aquisição de Alimentos (PAA), Bolsa Família, entre outros.

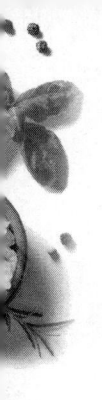

A.2.2. Subsegmento – Sistema Nacional de Segurança Alimentar e Nutricional (SISAN): Banco de Alimentos (públicos, privados e fundacionais).

A.2.3. Subsegmento – Sistema Nacional de Segurança Alimentar e Nutricional (SISAN): Restaurantes Populares, Cozinhas Comunitárias e outros equipamentos de segurança alimentar.

A.2.4. Subsegmento – Sistema Nacional de Segurança Alimentar e Nutricional (SISAN): Política Nacional de Desenvolvimento Sustentável de Povos e Comunidades Tradicionais, entre outras.

A.2.5. Subsegmento – Sistema Nacional de Segurança Alimentar e Nutricional (SISAN): Política Nacional de Atenção Integral à Saúde das Pessoas Privadas de Liberdade no Sistema Prisional (PNAISP) no âmbito do Sistema Único de Saúde (SUS).

A.3. Segmento – Rede Socioassistencial.

A.4. Segmento – Alimentação e Nutrição no Ambiente Escolar:

A.4.1. Subsegmento – Programa Nacional de Alimentação Escolar (PNAE).

A.5. Segmento – Programa de Alimentação do Trabalhador (PAT):

A.5.1. Subsegmento – Empresas Fornecedoras de Alimentação Coletiva: Produção de Refeições (autogestão e concessão).

A.5.2. Subsegmento – Empresas Prestadoras de Serviços de Alimentação Coletiva: Refeição-Convênio.

A.5.3. Subsegmento – Empresas Fornecedoras de Alimentação Coletiva: Cestas de Alimentos.

B. Subárea – Atenção Básica em Saúde:

B.1. Segmento – Gestão das Ações de Alimentação e Nutrição.

B.2. Segmento – Cuidado Nutricional.

C. Subárea – Vigilância em Saúde:

C.1. Segmento – Gestão da Vigilância em Saúde.

C.2. Segmento – Vigilância Sanitária.

C.3. Segmento – Vigilância Epidemiológica.

C.4. Segmento – Fiscalização do Exercício Profissional. (CFN, 2018c)

Na nutrição em saúde coletiva, são atribuições do nutricionista: organizar, coordenar, supervisionar e avaliar os serviços de nutrição; oferecer assistência dietoterápica e promover educação alimentar e nutricional para grupos ou indivíduos, independentemente de estarem saudáveis ou doentes, em ambientes públicos ou privados, e em clínicas de nutrição e dietética; participar do controle de qualidade de alimentos e produtos alimentícios, além de contribuir em inspeções sanitárias.

De forma sucinta, as responsabilidades essenciais nessa área abrangem (CFN, 2018c):

- desenvolver, implementar, coordenar e harmonizar práticas, protocolos e normas referentes à administração de políticas de saúde e a programas de alimentação e nutrição;
- identificar incongruências com os padrões definidos em regulamentos e legislações específicas voltadas à atenção à saúde e à segurança alimentar e nutricional (SAN);
- apoiar e subsidiar atividades de controle e auditoria;
- envolver-se com instâncias de controle social;
- promover iniciativas de educação alimentar e nutricional;
- contribuir para o planejamento, a implementação e a análise de pesquisas epidemiológicas e inquéritos baseados em critérios científicos e técnicos;
- elaborar manuais de boas práticas e procedimentos operacionais padrão (POPs), quando aplicável;

- oferecer assistência nutricional a usuários e famílias em situações de risco de insegurança alimentar e nutricional;
- coordenar ou executar programas de capacitação para colaboradores;
- estabelecer indicadores prioritários para verificar o estado alimentar e nutricional da população;
- investigar características da população assistida, tais como: prevalência de doenças, deficiências nutricionais, doenças não transmissíveis e outros distúrbios vinculados à alimentação, para orientar intervenções nutricionais;
- elaborar prescrições dietéticas com base no diagnóstico nutricional, ajustando-as ao progresso do estado nutricional do indivíduo;
- compilar e analisar os dados de vigilância alimentar e nutricional dos usuários;
- participar, propor ou comandar atividades relacionadas à gestão da vigilância em saúde e vigilância sanitária;
- atuar no desenvolvimento e na revisão da legislação própria da área;
- contribuir com o planejamento e a execução de ações de educação em saúde.

Já as atividades complementares do nutricionista na área de nutrição em saúde coletiva incluem (CFN, 2018c):

- participar da seleção de fornecedores, para avaliar a qualidade e a procedência dos alimentos;
- executar análises sensoriais dos produtos alimentícios presentes nas cestas;
- colaborar com a seleção e a avaliação do desempenho dos colaboradores;

- apoiar o planejamento, a implementação e o monitoramento das ações de SAN;
- envolver-se na implantação e no fortalecimento da vigilância epidemiológica, sanitária e alimentar e nutricional;
- solicitar exames complementares para avaliar o estado nutricional, a prescrição dietética e o progresso nutricional dos indivíduos;
- encaminhar pacientes a outras instituições de saúde a fim de complementarem o tratamento;
- prescrever suplementos nutricionais, alimentos especiais e fitoterápicos, se necessário;
- realizar visitas domiciliares para identificar doenças e deficiências associadas à nutrição e proporcionar os cuidados nutricionais adequados.

3.5 Nutrição na cadeia de produção, na indústria e no comércio de alimentos

A área relativa à nutrição na cadeia de produção, na indústria e no comércio de alimentos abrange três subáreas e 11 segmentos (CFN, 2018c):

A. Subárea – Cadeia de Produção de Alimentos:
- A.1. Segmento – Extensão Rural e Produção de Alimentos.

B. Subárea – Indústria de Alimentos:
- B.1. Segmento – Pesquisa e Desenvolvimento de Produtos.
- B.2. Segmento – Cozinha Experimental.
- B.3. Segmento – Produção.
- B.4. Segmento – Controle da Qualidade.

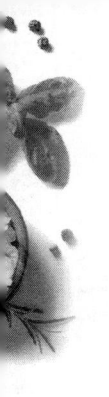

- B.5. Segmento – Promoção de Produtos.
- B.6. Segmento – Serviços de Atendimento ao Consumidor.
- B.7. Segmento – Assuntos Regulatórios.

C. Subárea – Comércio de Alimentos (atacadista e varejista) – atividades relacionadas à comercialização e distribuição de alimentos destinados ao consumo humano:

- C.1. Segmento – Controle da Qualidade.
- C.2. Segmento – Representação.
- C.3. Segmento – Serviços de Atendimento ao Consumidor.

Nessa área de atuação, são tarefas do nutricionista: produzir relatórios técnico-científicos; supervisionar projetos para o desenvolvimento de produtos alimentícios; oferecer assistência e treinamento especializado em alimentação e nutrição; garantir a qualidade de gêneros e produtos alimentícios; participar de estratégias de *marketing*; produzir estudos e experimentos em alimentação e nutrição; conduzir análises referentes ao processamento de produtos alimentícios industrializados; e fornecer serviços de auditoria, consultoria e assessoria em nutrição e dietética (CFN, 2018c).

Considerando as atribuições específicas das subáreas, algumas delas dizem respeito a (CFN, 2018c):

- atuar com equipes multidisciplinares, instruindo-as sobre a importância da variedade na produção alimentar para uma nutrição equilibrada;
- prestar suporte às famílias rurais, oferecendo orientações sobre os projetos realizados, com destaque para a produção orgânica/agroecológica, visando melhorar as condições de vida desses indivíduos;
- propor as informações nutricionais e as fichas técnicas dos produtos;
- participar ativamente do controle de qualidade dos produtos;

- promover o aprimoramento dos colaboradores;
- colaborar com o planejamento de instalações físicas, equipamentos e utensílios;
- elaborar o manual de boas práticas de fabricação e os POPs.
- planejar e coordenar a seleção de fornecedores;
- supervisionar todas as etapas referentes aos produtos, desde a produção até a comercialização;
- executar testes sensoriais nos produtos;
- monitorar a coleta de amostras e a rastreabilidade dos produtos;
- realizar o atendimento ao consumidor e elaborar informações técnicas para eles;
- colaborar no processo de regulamentação da empresa nos órgãos competentes;
- promover atividades de educação alimentar e nutricional para os clientes.

3.6 Nutrição no ensino, na pesquisa e na extensão

A sexta esfera de atuação do nutricionista diz respeito à área de nutrição voltada ao ensino, à pesquisa e à extensão, subdividindo-se em três subáreas que não possuem segmentos de atuação específicos (CFN, 2018c):
a) "Subárea – Coordenação/Direção.
b) Subárea – Docência (Graduação).
c) Subárea – Pesquisa".

No âmbito dessa área de atuação, são encargos do nutricionista: assumir funções de direção, coordenação e supervisão de cursos de graduação em Nutrição; planejar, coordenar, supervisionar e avaliar estudos relacionados à dietética; ministrar disciplinas

Áreas de atuação do nutricionista 67

profissionais em cursos de graduação em Nutrição e em disciplinas de nutrição e alimentação oferecidas em cursos na área da saúde e afins; realizar estudos e trabalhos experimentais relacionados à alimentação e nutrição.

Resumidamente, entre as atribuições obrigatórias do nutricionista que trabalha com ensino, pesquisa e extensão, citamos as seguintes (CFN, 2018c):

- coordenar e/ou participar do desenvolvimento do projeto pedagógico do curso;
- planejar e comandar atividades didáticas e administrativas, bem como eventos científicos, visando à formação cidadã dos estudantes;
- realizar reuniões periódicas para avaliar o processo de ensino-aprendizagem;
- acompanhar o progresso dos egressos e confrontá-lo com o perfil desejado pelo curso;
- orientar e supervisionar atividades acadêmicas, como estágio, iniciação científica e extensão;
- elaborar o plano de ensino e engajar-se em estudos e pesquisas.

Importante!

As áreas de atuação não contempladas na Resolução n. 600 devem ser submetidas à análise e à avaliação do CFN, a fim de garantir que tais ocupações profissionais estejam em conformidade com a Lei Federal n. 8.234, de 17 de setembro de 1991 – contanto que os princípios éticos da profissão sejam respeitados. Em caso de dúvidas, ou para mais informações, basta entrar em contato com o Conselho Regional de Nutrição (CRN) da sua região.

Para saber mais

CFN – Conselho Federal de Nutricionistas. **Inserção profissional dos nutricionistas no Brasil.** Brasília, 2019. Disponível em: <https://www.cfn.org.br/wp-content/uploads/2019/05/CARTILHA%20CFN_VERSAO_DIGITAL.pdf?fbclid=IwAR0uypYRdbnoFbs_aR4PIAKygN3PC4-BUFJfPCD2tszfAXtxG1y0KE1HvLs>. Acesso em: 5 nov. 2024.

O relatório "Inserção profissional dos nutricionistas no Brasil", elaborado pela gestão 2018-2021 do CFN, fornece uma detalhada análise da realidade do mercado de trabalho para os nutricionistas, abordando aspectos como oportunidades de inserção profissional, condições de trabalho e tendências atuais na área. Além disso, o documento também explora as diferentes esferas de atuação dos nutricionistas, os requisitos do mercado, as demandas e os desafios da categoria, bem como algumas estratégias para aprimorar a prática profissional.

Síntese

Neste capítulo, apresentamos um breve resumo das áreas de atuação do nutricionista, contempladas pela Resolução n. 600, de 25 de fevereiro de 2018, do Conselho Federal de Nutricionistas (CFN, 2018c), a saber: nutrição em alimentação coletiva; nutrição clínica; nutrição em esportes e exercício físico; nutrição em saúde coletiva; nutrição na cadeia de produção, na indústria e no comércio de alimentos; e nutrição no ensino, na pesquisa e na extensão. Cada uma dessas áreas congrega atribuições específicas que delineiam claramente o papel do nutricionista, adaptando suas competências e seus conhecimentos para atender às demandas variadas e complexas da nutrição.

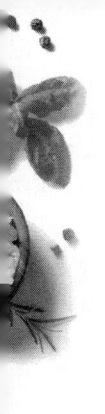

Compreender a amplitude dessas áreas é fundamental para reconhecermos de que modo a prática do nutricionista pode ser aplicada de forma eficaz em diferentes contextos. Trata-se de considerarmos como as habilidades especializadas necessárias em cada área contribuem para a efetividade do desempenho da função. Por exemplo, enquanto a nutrição clínica demanda um enfoque detalhado no atendimento individualizado, a nutrição em saúde coletiva e a nutrição em alimentação coletiva exigem uma abordagem mais ampla, direcionada à promoção da saúde em nível populacional.

Além disso, a importância de um delineamento claro das atribuições do nutricionista ressalta a necessidade de uma prática bem direcionada para atender às necessidades específicas dos pacientes, dos consumidores e da sociedade. A adaptação às demandas emergentes e a evolução contínua do conhecimento nas diversas esferas de atuação são essenciais para que o nutricionista esteja apto a oferecer um suporte relevante e atualizado.

Questões para revisão

1. De acordo com a Resolução CFN n. 600, de 25 de fevereiro de 2018, qual das alternativas a seguir é atribuição obrigatória do nutricionista na área de alimentação coletiva?
    a) Elaborar cardápios de acordo com as necessidades nutricionais.
    b) Solicitar exames laboratoriais necessários ao acompanhamento dietoterápico.
    c) Realizar análise sensorial dos produtos alimentícios que compõem a cesta básica.
    d) Prestar assistência à gestante, puérpera, nutriz e lactente na prática do aleitamento materno.
    e) Participar das atividades de gestão de custos de produção.

2. As subáreas Assistência Nutricional e Dietoterápica em Centrais de Terapia Nutricional, Assistência Nutricional e Dietoterápica em Bancos de Leite Humano (BLH) e Postos e Coleta e Assistência Nutricional e Dietoterápica em Serviços e Terapia Renal Substitutiva correspondem a qual área de atuação do nutricionista?
   a) Nutrição em saúde coletiva.
   b) Nutrição em alimentação coletiva.
   c) Nutrição clínica.
   d) Nutrição em esportes e exercício físico.
   e) Nutrição no ensino, na pesquisa e na extensão.

3. Produzir e divulgar estudos e pesquisas relacionados à área de atuação, incentivando o intercâmbio técnico-científico, é uma atividade atribuída ao nutricionista que atua em qual área?
   a) Nutrição clínica.
   b) Nutrição em alimentação coletiva.
   c) Nutrição em saúde coletiva.
   d) Nutrição no ensino, na pesquisa e na extensão.
   e) Todas as alternativas anteriore estão corretas.

4. Cite ao menos três atividades essenciais para o nutricionista que atua no âmbito da alimentação coletiva.

5. Liste ao menos três atribuições essenciais ao nutricionista que atua com nutrição clínica.

Questão para reflexão

1. Considerando as diversas atribuições do nutricionista em suas diferentes áreas de atuação, reflita sobre como tais responsabilidades contribuem para a eficácia e a relevância do trabalho

profissional em direção à promoção da saúde e ao tratamento de doenças. Sob essa perspectiva, analise em que medida as competências específicas da nutrição clínica, da nutrição em alimentação coletiva, entre outras áreas, impactam diretamente a qualidade dos serviços prestados e a satisfação dos pacientes e da comunidade. Em sua opinião, quais são os principais desafios enfrentados pelos nutricionistas em relação a essas responsabilidades? De que maneira eles podem superar tais desafios para melhorarem a prática profissional e serem mais eficazes ao atenderem às necessidades da população?

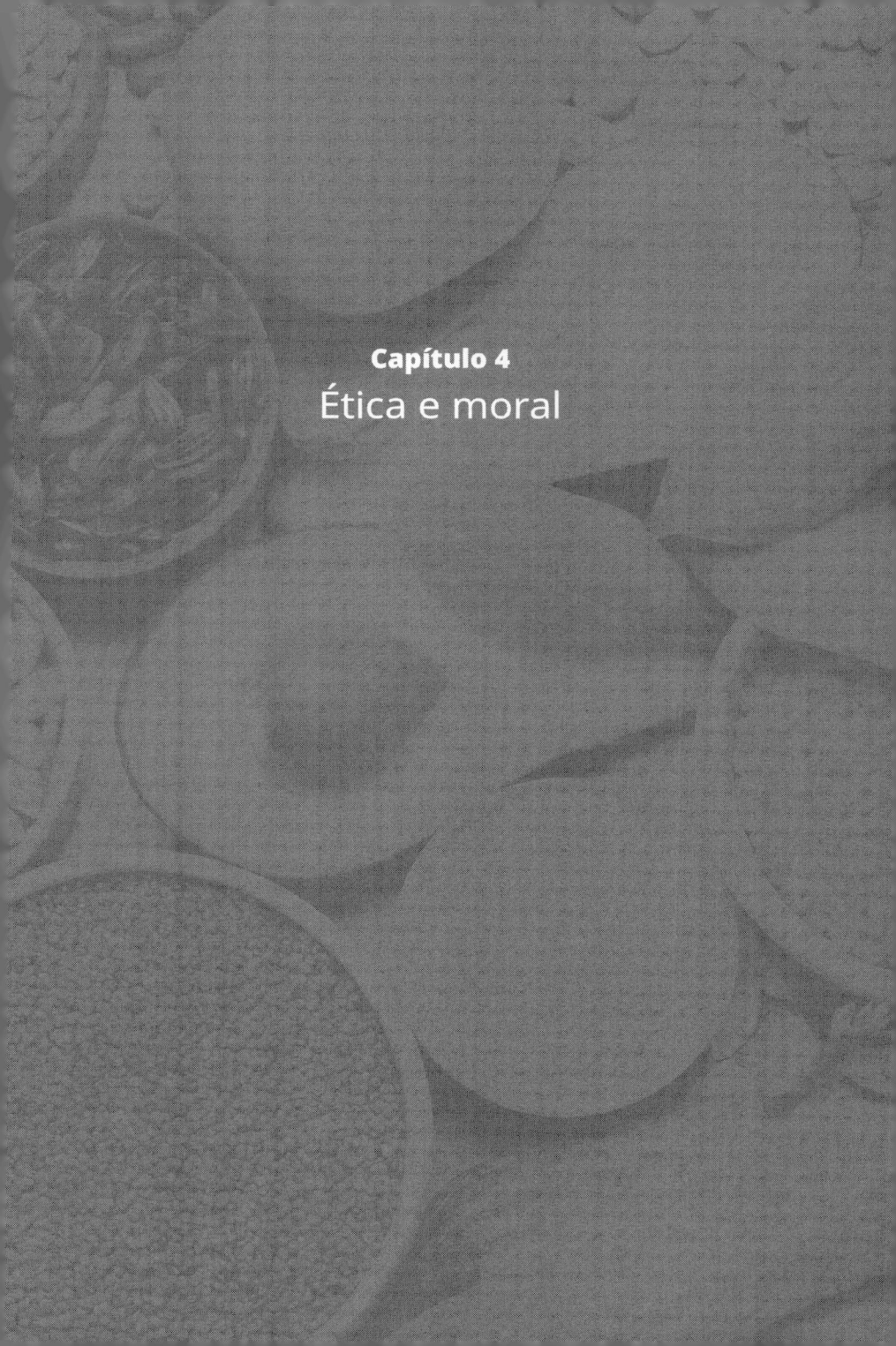

Capítulo 4
Ética e moral

Conteúdos do capítulo:

- Definição dos conceitos de ética e moral.
- Pilares filosóficos da ética.
- A ética no âmbito da nutrição.

Após o estudo deste capítulo, você será capaz de:

1. explicar os conceitos de ética e moral, compreendendo suas diferenças e inter-relações e de que modo esses princípios fundamentais orientam o comportamento e as decisões profissionais;
2. explorar os pilares filosóficos da ética, identificando suas principais teorias e correntes filosóficas;
3. aplicar os princípios éticos especificamente no âmbito da nutrição.

4.1 A ética ao longo da história: entendendo a ética e a moral

Quando abordamos a ética, estamos intrinsecamente conectados aos atos de ponderar e refletir. A singularidade da consciência humana se destaca como a característica primordial que nos distingue de todas as outras espécies. Nesse sentido, somos capazes de pensar, questionar e argumentar sobre as implicações de nossas ações, moldando nossas decisões com base naquilo que consideramos moralmente correto.

Esse exercício reflexivo é o pilar sobre o qual a ética na sociedade se ergue. Sob essa perspectiva, como coletividade, buscamos, de maneira clara e intencional, estabelecer princípios que sejam não apenas morais, mas também éticos, em um esforço conjunto que visa orientar nosso convívio de modo a preservar a harmonia social e, simultaneamente, garantir uma gestão sustentável dos recursos naturais.

A ética, então, desdobra-se em um compromisso uníssono para a criação e a manutenção de um sistema de valores e padrões que proporcionem a convivência pacífica entre os seres humanos e, ao mesmo tempo, um cuidado responsável e duradouro quanto ao meio ambiente. Tais princípios éticos delineiam nossas interações e responsabilidades sociais e pavimentam o caminho para a preservação e a sustentabilidade dos recursos naturais, contribuindo para deixar um legado duradouro para as futuras gerações.

Com o advento e o progresso das profissões, a ética foi se estendendo para mais campos de atuação. O envolvimento ativo no mundo profissional requer não apenas uma reflexão sobre o que é considerado certo ou errado por cada indivíduo, mas também uma perspectiva coletiva a respeito disso. Ao observarmos esse contexto por um viés individual, podemos vislumbrar uma diversidade de abordagens diante de um mesmo dilema. Tópicos como pena de morte, aborto, experimentação em animais, redução da maioridade penal, políticas de adoção e o papel do Estado, entre outros, apresentam uma multiplicidade de perspectivas a serem abordadas e resolvidas.

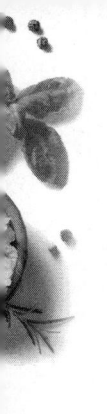

No entanto, em virtude da ausência de parâmetros éticos e morais, essa gama de soluções pode tornar desafiadora a tarefa de engendrar um comportamento adequado, tanto no âmbito profissional quanto no social, que seja amplamente aceito pela sociedade.

Por essa razão, compreender a formação e a evolução desses valores éticos na sociedade perpassa pela necessidade de explorar a história dos antigos pensadores, cujas ideias constituem a base da ética contemporânea. Em cada período da história, surgiram questões que demandaram reflexões e debates, a fim de estabelecer ou adaptar novos padrões éticos. Todavia, os alicerces éticos sempre se mantiveram presentes em tais discussões, influenciando as decisões sobre problemáticas contemporâneas como degradação ambiental, avanços em biotecnologia e questões socioeconômicas. Nessa direção, a constante revisitação aos princípios éticos se mostra fundamental para orientar as decisões perante os emergentes desafios atuais.

4.2 Pilares filosóficos da ética

Toda exploração do conceito de ética tem início na análise de suas origens etimológicas e em sua diferenciação ou semelhança com o termo *moral*. Nessa perspectiva, é essencial examinarmos a origem da palavra *ethos*, raiz primitiva de *ética*, a fim de esclarecermos ambiguidades terminológicas e imprecisões conceituais.

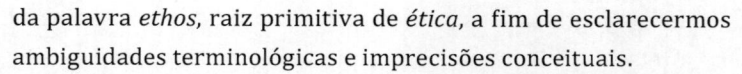

A noção de *ethos* reflete a essência do mundo grego e constitui uma herança cultural que ecoa na atual sociedade. Esse vocábulo apresenta duas formas diferentes de escrita: ηθοζ (*êthos*) e εθοζ (*éthos*). A dualidade de grafias não é meramente acidental, uma vez que abarca uma variedade de significados que, ao longo do tempo, distanciaram-se de seu sentido original.

Sob essa ótica, investigar as raízes etimológicas da ética nos conduz à compreensão de sua evolução conceitual na história, bem como ao entendimento da abrangência de significados que transcenderam o contexto original da palavra.

A esse respeito, a concepção de *ethos* continua a ser um importante ponto de referência para apreciar as nuances éticas, destacando a evolução dos conceitos com o passar dos anos e sua relevância em contextos culturais e sociais distintos. Desse modo, explorar a nascente etimológica contribui para esclarecer a trajetória da ética e, ao mesmo tempo, enriquece a compreensão de seu significado e sua aplicação na contemporaneidade.

As duas grafias para *ethos* podem ser interpretadas em três significados: "morada" ou "abrigo"; "caráter" ou "índole"; "hábitos" ou "costumes". Em grego, ηθοζ (*êthos*), quando iniciado com *eta* (η), possui duas interpretações: (i) "morada" e (ii) "caráter".

O primeiro significado remete à noção de proteção e é a noção mais antiga associada à palavra, referindo-se a "morada", "abrigo" e "local de residência". Inicialmente utilizado na poesia grega, fazia referência a pastagens e locais de abrigo onde os animais habitavam e eram criados.

O segundo significado adquire uma conotação histórica por meio da contribuição de Aristóteles, tornando-se o sentido mais prevalente na tradição filosófica do Ocidente. Tal interpretação assume um interesse particular para a ética, uma vez que guarda uma relação mais íntima com o que se compreende do conceito. *Êthos*, assim, diz respeito ao modo de ser ou ao caráter, representando as características essenciais que influenciam as ações e os comportamentos de um indivíduo em seu ambiente social e moral. Trata-se de uma definição fundamental para a ética, pois se concentra na natureza intrínseca e no cerne das disposições morais e comportamentais. É com base nessa concepção que se constrói uma base sólida para o entendimento das questões éticas e morais que permeiam as interações humanas.

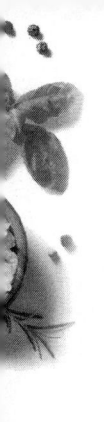

No entanto, *êthos* abrange um significado muito mais amplo do que o atribuído à palavra *ética*. O aspecto ético abarca, primariamente, as inclinações e atitudes do ser humano em sua vida, bem como sua índole, seus hábitos e, evidentemente, sua moral. Na verdade, cabe aqui a interpretação que se vincula a um modo de viver em seu sentido mais preciso, diferenciando-se substancialmente da mera existência.

Os valores podem variar de acordo com fatores culturais, relações políticas e sociais e diversos aspectos profissionais, educacionais e familiares, entre outros. Ou seja, uma ação pode ser considerada apropriada em determinada sociedade, mas incorreta ou imoral em outra. No entanto, podemos afirmar que existem valores morais, éticos e costumes que são compartilhados por toda a humanidade, os quais também permeiam questões culturais. As raízes dessa reflexão estão na base teórica dos conceitos éticos discutidos e fundamentados pelos filósofos da Antiguidade.

4.3 Explorando os fundamentos éticos: o legado dos grandes filósofos

Neste momento, para compreendermos os alicerces da filosofia e da ética, vamos nos aprofundar nas ideias dos três pensadores gregos mais proeminentes da história: Sócrates, Platão e Aristóteles, com base em Graeser (2005), Bocayuva (2013) e Pegoraro (2006). Assim, analisaremos as definições e a construção dos valores, da moral e da ética, concepções de muita importância nesse panorama. A partir dessas bases, buscaremos elucidar as interconexões entre moralidade e ética, recordando que a ética consiste em uma reflexão acerca dos princípios morais.

Iniciaremos por Sócrates (470 a.C.-399 a.C.), filósofo ateniense que conduziu seus ensinamentos oralmente, transmitindo conhecimento aos que frequentavam a Ágora, espaço tradicional para debates e intercâmbio de ideias na Grécia antiga. Embora não tenha deixado registros por escrito, sua filosofia foi perpetuada por seus seguidores.

Reconhecido como um dos pilares da ética, Sócrates procurava desvendar a verdade fundamental sobre a existência e suas implicações na vida humana. Sob essa perspectiva, o filósofo defendia uma ética fundamentada na razão, ressaltando a aplicação desta na prática das virtudes humanas, a fim de estabelecer a ciência do *ethos*. Sócrates contrapunha-se aos valores físicos enfatizados pela sociedade ateniense. Sob a máxima *conhece-te a ti mesmo*, ele proclamava que o verdadeiro valor encontrava-se na alma e deveria ser mais valorizado.

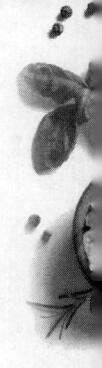

Para o filósofo grego, as questões internas tinham uma importância superior às externas. A esse respeito, o indivíduo conhecia o bem não praticava o mal, já que a moralidade humana residia na escolha. Na concepção de Sócrates, a sabedoria de um sujeito se refletia em sua bondade, enquanto a ignorância o conduzia ao mal. O enfoque socrático na busca da verdade tinha como objetivo o cultivo do bem, mas não para a glória pessoal, e sim com vistas a agir corretamente, para, desse modo, atingir a sabedoria, a felicidade e o bem-estar de toda a sociedade.

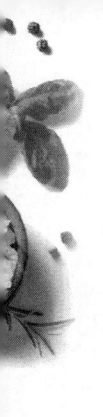

Sócrates enfatizava que a virtude era a base para a felicidade plena, e que esta representava o bem supremo do homem. Em sua perspectiva, somente o indivíduo justo e virtuoso poderia experimentar a verdadeira felicidade. A conhecida expressão *só sei que nada sei* resume bem a filosofia socrática, pois destaca a relevância da reflexão e do pensamento como alicerces para o desenvolvimento humano.

Outro filósofo ateniense, Platão (427 a.C.-347 a.C.), foi profundamente influenciado por Sócrates a partir de seus 20 anos. Os alicerces da ética platônica estão firmados nas ideias de ordem, que representam um dos princípios fundamentais de seu pensamento. Nessa ótica, Platão (2001) vincula a ética não somente à metafísica, mas também à política e à cosmologia, um campo da astronomia antiga. Para ele, a ordem está intrinsecamente ligada ao conhecimento do que ele define como "bem" e a suas relações com as ações humanas.

Em Platão (2001), a justiça assume papel de destaque. O pensador a considera como a virtude que estrutura o conjunto de ações dos indivíduos na sociedade, compondo a base para os elementos que contornam suas vidas. Assim, ela ganha relevância social na medida em que ordena as classes na cidade-Estado – governantes, guerreiros, artesãos e demais cidadãos – e define a função do homem ao categorizar a hierarquia entre a razão, os sentimentos e os instintos.

O filósofo grego também reflete sobre o papel do homem no universo e a harmonia entre os membros da sociedade, além de compreender a justiça como um bem intrínseco e comum a todos, isto é, um valor que independe das circunstâncias. Platão (2001) argumenta que os benefícios da justiça estão intrinsecamente conectados com a função da alma, razão por que torna-se boa e justa à medida que é praticada.

Em sua busca por uma existência feliz, ele propõe um modelo ideal de sociedade permeado pelo equilíbrio entre razão e imaginação, para servir como referência a todos aqueles que tencionam reformar costumes e instituições visando melhorar a existência individual e coletiva. Em relação à moralidade, Platão (2001) descreve que ela deve abranger as relações entre os indivíduos e as comunidades em que vivem, assim como questões políticas e assuntos da natureza. Desse modo, ele argumenta que as pessoas, por si só, não podem alcançar a perfeição e a felicidade isoladamente; para tanto, faz-se necessária a intervenção do Estado ou da comunidade política, responsáveis por estabelecer as leis que proporcionem o vínculo entre homem e natureza.

O terceiro pensador grego a que vamos recorrer neste momento é Aristóteles (384 a.C.-342 a.C.), discípulo de Platão que influenciou substancialmente a formação dos conceitos éticos. Originário de Estagira, antiga cidade da Macedônia, Aristóteles desenvolveu e expandiu muitas das ideias de seu mentor. Sua obra engloba uma variedade de tratados em diversas áreas, tais como metafísica, lógica, física, biologia e, até mesmo, antropologia e arte, com incursões na escrita poética.

Aristóteles (1999) é creditado como o pioneiro da teoria de que a ética corresponde a uma filosofia prática, isto é, a um conhecimento que visa à ação. Seus estudos éticos focam nas relações humanas, políticas e sociais e são direcionados à conexão entre indivíduo e comunidade.

A esse respeito, uma das principais contribuições desse filósofo foi a sistematização classificatória das ciências em três vertentes: ciências teoréticas, ciências práticas e ciências técnicas (Aristóteles, 1999).

Os princípios éticos delineados por Aristóteles (1999) se desdobram em quatro linhas de pensamento:

- **Racionalista**: Nesse âmbito, as virtudes são compreendidas como a instrução dos instintos, das emoções e das paixões por intermédio da capacidade intelectual. Trata-se, assim, da educação desses elementos internos, promovida pelo uso das faculdades mentais.
- **Naturalista**: Vinculada à essência da estrutura humana, considerando que as virtudes são inerentes à própria natureza do ser humano.
- **Heterônoma**: Caracteriza-se pela sujeição a uma lei exterior ou à vontade de terceiros, resultando na ausência de autonomia.
- **Finalista**: Propõe que todas as ações devem ter como objetivo alcançar o bem comum.

O filósofo identifica a prudência como uma das virtudes intelectuais, distanciando-a de um aspecto moral adquirido pela natureza humana. Segundo ele, a reflexão proporcionada pela razão se liga intrinsecamente à ação humana; assim, a prudência refere-se à virtude que determina a justa medida entre os extremos. Na concepção aristotélica, a prudência nos capacita a discernir, antes de agir ou tomar decisões, entre o certo e o errado, conduzindo-nos ao equilíbrio (Aristóteles, 1999).

Os três pensadores gregos associavam a prudência a um conceito equivalente à sabedoria humana, e suas ideias perduram até os dias atuais, ecoando nos pensamentos dos filósofos modernos.

4.4 Ética e moral: fundamentos da conduta humana

Como evidenciamos, a edificação dos valores, da moral e da ética tem raízes nos filósofos da Antiguidade e constitui os alicerces éticos da sociedade ocidental. As concepções desses grandes pensadores reverberaram ao longo do tempo e nos proporcionaram subsídios reflexivos para abordar uma ampla gama de situações contemporâneas. Por meio de suas contribuições significativas, contextualizamos o significado da existência e aprimoramos nossa compreensão das interações com outros seres vivos, adaptando esses princípios às nuances de nossa época e nossa sociedade.

Os conceitos de ética e moral são moldados em sintonia com a evolução da humanidade. Em tempos remotos, os dogmas religiosos exercem uma influência preponderante na vida das pessoas, manifestando-se nas ações individuais. Essas normas eram indiscutíveis e delineavam claramente o que era tido como certo ou errado. Inclusive, mesmo na contemporaneidade, caracterizada por uma profusão de pensamentos, religiões e conceitos, persistem dogmas que ainda se refletem nas atitudes dos indivíduos.

Da mesma forma que o termo *ethos* carrega significados ambíguos, a palavra *moral* também apresenta uma amplitude de interpretações em diferentes dicionários de língua portuguesa. Por exemplo, o Dicionário Online de Português (2024) define moral como "Preceitos e regras estabelecidos e admitidos por uma sociedade que regulam o comportamento das pessoas que fazem parte dessa sociedade. Leis da honestidade e do pudor; moralidade".

Tal compreensão expandida de moral, além de revelar uma orientação para a conduta individual, também consiste em uma análise mais profunda dos sistemas éticos que moldam e guiam as múltiplas facetas da convivência humana.

No que diz respeito ao emprego da palavra *moral* como adjetivo, a maioria das expressões está associada à ética. Nesse contexto, surgem duas situações específicas:

1. **Moral como antônimo de *imoral***: Seu uso como termo de reprovação pressupõe a existência de algum código moral que sirva como referência para a emissão de um juízo ético. Assim, diz respeito a comportamentos contrários às normas morais vigentes em determinada cultura.
2. **Moral como antônimo de *amoral***: Empregado para descrever uma ação que não possui relação com a moralidade. Por exemplo, a conduta dos animais não está vinculada à moralidade, pois presume-se que eles não são responsáveis por seus atos. Em contraste, os seres humanos, ao atingirem um desenvolvimento completo e assumirem o controle de suas ações, adotam uma conduta moral. *Amoral*, portanto, refere-se a uma ação, atitude, estado ou caráter que não é nem moral, nem imoral, ou seja, que está além da esfera da moral.

Ao observarmos as nuances do termo *moral* como adjetivo, percebemos que as discussões contemporâneas sobre liberdade individual e responsabilidade nas ações individuais e coletivas são profundamente relevantes. Jean-Paul Sartre (1973), proeminente filósofo do século XX, destaca que o homem é liberdade. Segundo sua perspectiva, cada indivíduo livre detém o poder de escolha, moldando e revelando seu valor em relação aos outros.

As considerações de Sartre ressoam no atual contexto, em que as normas morais emergem como elementos-chave para mitigar a sensação de abandono e desolação inerente à tomada de decisão, frequentemente solitária. Essas normas, portanto, estabelecem as bases para uma atuação ética e fundamentam o caminho para a consideração das consequências de nossos atos.

Hans Jonas (1984), outro filósofo de destaque do século passado, dedica-se à reflexão sobre questões éticas, notabilizando-se pela ética da responsabilidade. Nessa ótica, ele indaga quais valores são essenciais para ser e existir na civilização tecnológica. Na visão do filósofo, tais valores se revelam como necessidades prementes da sociedade atual, resultando na formulação de novos parâmetros e regulamentações, além de suscitar debates e reflexões coletivas. Embora os tempos e dilemas evoluam, as problemáticas éticas persistem como governantes das ações humanas.

A singularidade de cada sujeito, manifestada por meio de suas ações e reações diante dos desafios da vida, constitui elemento fundamental. Cada reflexão sobre uma situação específica gera uma multiplicidade de considerações, variando conforme a perspectiva individual. É nesse contexto que se revela a grandiosidade das relações éticas, as quais permeiam tanto a esfera pessoal quanto a profissional. Em razão disso, estabelecer parâmetros éticos torna-se essencial para assegurar que nossas ações respeitem a dignidade de outros seres vivos e contribuam para a preservação do planeta, garantindo boas condições de habitação para as futuras gerações.

Na construção moderna da ética, identificamos parâmetros que fundamentam a conduta humana e promovem o bem-estar individual e coletivo, os quais incluem:

- **Altruísmo**: Representa a preocupação desinteressada com o bem do outro.
- **Moralidade**: Caracteriza-se pela conduta fundamentada em princípios como o bem e a honestidade.
- **Virtude**: Refere-se à ação alinhada ao correto e ao desejável.

- **Solidariedade**: Diz respeito ao compromisso das pessoas em busca do bem comum.
- **Consciência**: Capacidade de compreender os aspectos internos e externos relacionados à existência.
- **Responsabilidade ética**: Obrigatoriedade de prestar contas de suas ações perante a sociedade.

Tais princípios não apenas norteiam as ações individuais, como também estabelecem as bases para uma convivência harmoniosa entre indivíduos e nações, o que, com efeito, favorece o uso sustentável do planeta. Portanto, na sociedade atual, esses valores éticos são fundamentais, na medida em que proporcionam interações sociais adequadas e o compartilhamento de responsabilidades.

4.5 Nutrição e ética

O nutricionista tem a intrínseca responsabilidade de promover, preservar e restabelecer a saúde humana no âmbito da alimentação. Tamanha missão demanda a aplicação de princípios éticos e morais, visto que a atuação desse profissional está vinculada a um dos atos mais básicos da humanidade: alimentar-se.

Cientes de que a alimentação transcende a mera satisfação de necessidades biológicas, compreendemos que se trata de um fenômeno multifacetado e que, com efeito, presume uma abordagem sensível e reflexiva por parte do nutricionista, uma vez que este lida não apenas com a dimensão física da alimentação, mas também com aspectos emocionais, sociais e culturais, o que amplia a complexidade e a importância de sua função no contexto da saúde humana.

Nessa perspectiva, a interconexão entre nutrição, ética e saúde se destaca como um elemento essencial para o desenvolvimento de práticas profissionais que respeitem os valores morais e éticos.

É o que podemos depreender da Figura 4.1, a seguir, que suscita interessantes reflexões sobre o tópico que estamos abordando.

Figura 4.1 – Questões éticas que envolvem a nutrição e a alimentação

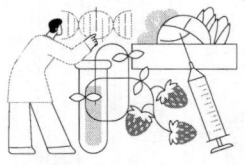

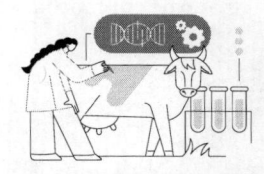

Plantas geneticamente modificadas

Animais geneticamente modificados

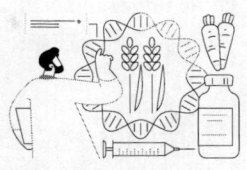

Alimentos geneticamente modificados

Visual Generation/Shutterstock

Associada a essa abordagem, que engloba a alimentação e suas relações com a cultura alimentar e questões sociais, como o acesso a alimentos, emerge a interação dos nutricionistas com pacientes, clientes, enfim, a sociedade como um todo. Nesse cenário, a responsabilidade profissional abarca o compromisso de assegurar que as práticas adotadas diariamente sejam pautadas pela ética.

Contudo, decidir isoladamente o que é ético no desempenho da profissão equivaleria a engendrar uma multiplicidade de profissionais distintos, uma vez que a percepção individual do que é compreendido como correto e ético pode variar consideravelmente. Como a ética profissional corresponde a uma das características mais valorizadas pelo mercado de trabalho, o entendimento dos padrões éticos pode oferecer suporte ao crescimento e à condução eficaz da carreira profissional.

Nessa ótica, o nutricionista que exerce suas funções em conformidade com os padrões morais e éticos de uma sociedade não apenas facilita a comunicação e as relações interprofissionais, como, principalmente, assegura o bem-estar daqueles que estão sob seu cuidado. Embora os conceitos de moral e ética possam parecer interligados na rotina diária, é possível discernir que a primeira é um traço inerente ao ser humano e pode tanto ser subjetiva – originada internamente – quanto objetiva – pautando-se por normas, costumes e leis sociais. Por sua vez, a ética pode ser estabelecida como um valor social originado de concepções morais ou das regras que delas decorrem.

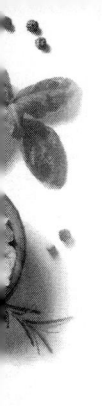

Importante!

Em diversas profissões sujeitas à regulamentação, existe um código de ética norteador, elaborado pelos respectivos conselhos de fiscalização profissional. Em nutrição, esse documento é o Código de Ética e Conduta do Nutricionista (CECN), documento elaborado pelo CFN e moldado com a participação da sociedade. Esse texto aborda uma variedade de temas relacionados às práticas diárias em relação a atendimento clínico, restaurantes de refeições coletivas, saúde pública, esportes, pesquisas, alimentação escolar etc. Nessa direção, o CECN abarca questões como: responsabilidades profissionais; relações interpessoais; condutas e práticas profissionais; meios de comunicação e informação; associação a produtos, marcas, serviços, empresas ou indústrias; formação profissional; pesquisas; relação com entidades da categoria; infrações e penalidades; além de disposições gerais. Sendo assim, ele proporciona informações seguras a profissionais e estudantes, a fim de orientar suas práticas no mercado de trabalho.

Para saber mais

CFN – Conselho Federal de Nutricionistas. **Casos éticos comentados**. Brasília, 2022. Disponível em: <https://www.cfn.org.br/wp-content/uploads/2022/10/02_IMPRESS%C3%83O_Casos-Eticos-Comentados_2022_CFN_RF.pdf>. Acesso em: 5 nov. 2024.

Para saber mais sobre as questões éticas vinculadas à área da nutrição, recomendamos a leitura da publicação "Casos éticos comentados", cujo objetivo principal é subsidiar a prática profissional dos nutricionistas, oferecendo exemplos concretos e análises detalhadas de situações éticas que podem surgir no cotidiano da categoria. O material é especialmente útil para auxiliar na formação de futuros profissionais, proporcionando uma base sólida para o debate sobre as problemáticas éticas que impactam o cotidiano da nutrição. Além disso, o documento serve como um recurso para as comissões de ética das 11 regionais do Sistema CFN/CRN, contribuindo para orientar e uniformizar as decisões éticas em todo o país.

Síntese

Neste capítulo, vimos que as questões éticas são dinâmicas, ou seja, variam com o passar dos séculos e entre diferentes culturas, sendo fundamentais na promoção do convívio social e no desempenho profissional. Refletir sobre isso nos leva a considerar como os princípios éticos estruturam o modo como interagimos com outros e tomamos decisões, tanto em nível pessoal quanto coletivo.

Para nos aprofundarmos no conceito de ética, revisitamos o legado de três pensadores antigos (Sócrates, Platão e Aristóteles), cujos diálogos com a realidade estabeleceram premissas que seguem relevantes na contemporaneidade. A esse respeito, a prática de uma existência ética, conforme destacado por esses filósofos, constitui um valor inerente ao caráter humano e é responsável por guiar nossas escolhas entre o bem e o mal. Ao estudarmos esse tema sob o viés dos antigos gregos, questionamo-nos até que ponto estamos alinhados com seus princípios em nossa vida e na prática profissional.

Além disso, analisamos os significados das palavras *ética* e *moral* e suas interconexões. Sob esse viés, examinamos de que maneira os conceitos relacionados à moralidade, aos costumes e à ética foram cunhados, bem como em que medida a liberdade e suas restrições influenciam nossa responsabilidade pelas consequências de nossas ações.

Questões para revisão

1. De acordo com o que vimos neste capítulo, a principal preocupação da ética refere-se ao(à):
   a) estudo da economia.
   b) reflexão sobre o que é certo ou errado em nossas ações.
   c) investigação científica da natureza.
   d) análise das estruturas sociais.
   e) compreensão da literatura clássica.

2. Leia a sentença a seguir:

   As normas morais variam a depender da cultura e do período histórico. Também podem ser questionadas e destituídas.

   Isso significa que:

a) não temos que refletir sobre as normas morais impostas.
b) precisamos concordar com as normas morais, já que refletem nossa cultura e nosso tempo.
c) sendo a moral um conjunto de valores que guiam o comportamento humano, está sujeita a mudanças a depender do local e da época.
d) se somente obedecemos às regras estabelecidas socialmente, não estamos agindo em conformidade com a moral.
e) a moral não se altera, mas a ética sim, razão pela qual a aceitação das pessoas perpassa pelo ambiente em que estão inseridas.

3. Assinale, a seguir, a alternativa que indica corretamente a relação entre ética e bioética:
   a) A bioética é uma vertente da ética que trata das questões éticas relacionadas à vida humana.
   b) Ética e bioética são sinônimas.
   c) A ética é uma parte da bioética.
   d) A bioética se ocupa exclusivamente de questões ambientais.
   e) Não há relação entre ética e bioética.

4. Explique o conceito de ética e disserte sobre sua função nas relações humanas. De que maneira a ética influencia a forma como nos relacionamos e tomamos decisões em sociedade?

5. Conhecer as raízes etimológicas da ética contribui para entendermos sua evolução histórica e os diferentes significados que transcenderam seu contexto original. A respeito disso, cite quais são as duas principais interpretações da palavra grega *êthos* e explique a que elas se referem.

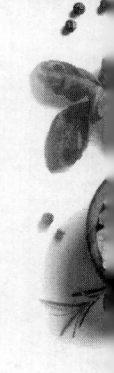

Questão para reflexão

1. Em que medida a ética influencia a prática da nutrição e de que maneira os nutricionistas podem garantir que suas ações e decisões estejam alinhadas com os princípios éticos da categoria? Em sua reflexão, leve em conta os desafios específicos da prática nutricional e considere como a adesão a um código de ética pode impactar a relação entre profissionais e clientes, assim como a credibilidade da profissão. Pense em exemplos de dilemas éticos associados à área e proponha estratégias para uma atuação ética e responsável.

Capítulo 5
Bioética e nutrição

Conteúdos do capítulo:

- O surgimento da bioética.
- Fundamentos e reflexões nas bases da bioética.
- Dilemas bioéticos.
- A bioética nos cuidados paliativos.

Após o estudo deste capítulo, você será capaz de:

1. compreender o surgimento e a evolução da bioética, identificando os principais eventos e contextos históricos que deram origem a esse campo e como ele se desenvolveu ao longo do tempo;
2. reconhecer os princípios e conceitos-chave que sustentam a bioética e identificar em que medida eles são aplicados na prática profissional;
3. analisar dilemas bioéticos específicos e avaliar seu impacto nos cuidados paliativos, entendendo como a bioética aborda questões complexas e desafiadoras com o objetivo de melhorar a qualidade e a ética dos cuidados paliativos oferecidos aos pacientes.

5.1 O surgimento da bioética

A bioética deu seus primeiros passos durante a segunda metade do século XX, um período moldado por fatores distintivos, cujo exemplo primário diz respeito à influência sociocultural. A década de 1960, particularmente nos países ocidentais, testemunharam movimentos culturais e políticos impregnados por discursos de criticidade que ecoaram no cenário público. Esses movimentos lutavam por justiça, por igualdade e pela defesa de direitos individuais, intrinsecamente vinculados à liberdade e à autonomia pessoal. A desconfiança e a contestação em relação ao poder e à autoridade das instituições potencializaram significativas transformações tanto no âmbito público quanto no privado.

Com o despertar crítico, o questionamento ao positivismo científico também se intensificou. Na esfera médica, críticas foram direcionadas ao paternalismo na dinâmica médico-paciente e ao abuso em experimentações com seres humanos. Nesse sentido, os anos 1970 vivenciaram uma acelerada disseminação de tais concepções, impulsionada pela popularização dos meios de comunicação de massa, alcançando uma audiência mais ampla. A rápida expansão consolidou a consciência pública sobre as implicações éticas na prática médica e na pesquisa, demarcando um ponto histórico na evolução da bioética.

O segundo catalisador para o surgimento da bioética foi o extraordinário avanço científico e biotecnológico que caracterizou a década de 1970. Essa conjuntura, denominada de diversas formas, tais como *nova biologia, revolução biomédica, revolução biológica, ecológica e médico-sanitária* etc., caracterizou-se pela descoberta e pelo aprimoramento de inúmeras biotécnicas.

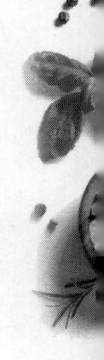

De acordo com Parizeau (1997), o progresso técnico-científico expandiu sobremaneira a eficácia das intervenções médicas em indivíduos doentes, o que se traduziu no desenvolvimento de medicamentos como antibióticos, vacinas e antipsicóticos, na implementação de técnicas sofisticadas de intervenção, como cirurgia cardíaca, reanimação e transplante de órgãos, assim como na introdução de novos mecanismos de diagnóstico, a exemplo de eletrocardiograma, arteriografia e ressonância magnética.

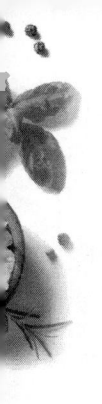

Esse cenário não apenas alterou radicalmente a prática médica, como também levantou dilemas éticos imediatos. A ampliada capacidade de manipular o corpo humano e a genética suscitou complexas questões éticas acerca do uso responsável dessas tecnologias, da equidade no acesso aos benefícios gerados e dos potenciais impactos socioeconômicos e ambientais associados à revolução biomédica. Diante disso, a interseção entre o progresso científico e os desafios éticos tornou-se um terreno fértil para o florescimento da bioética como disciplina essencial para orientar as práticas e decisões no campo da saúde.

Porém, a primeira menção ao termo *bioética* remonta a décadas anteriores, precisamente ao ano de 1927, quando foi utilizado em um artigo publicado pelo teólogo alemão Fritz Jahr. A palavra *bioética*, nesse contexto, referia-se à obrigação ética não apenas para com os seres humanos, mas para com todos os seres vivos. O imperativo proposto por Jahr revolucionou o campo da ética e contribuiu para a criação do que hoje corresponde à **ética da responsabilidade**, isto é, à ideia de respeitar cada ser vivo essencialmente como um fim em si mesmo e, sempre que possível, de tratá-lo como tal.

Para Reich (1995), a bioética constitui um exame sistemático das dimensões éticas – englobando moralidade, tomada de decisões, comportamentos e políticas – inerentes às ciências da vida e à atenção à saúde. Esse campo de estudo emprega uma variedade abrangente de metodologias éticas operando de maneira interdisciplinar. O autor também esclarece que o conceito de moral é multifacetado e estabelece normas a serem seguidas pelos membros da sociedade, visando assegurar o bem-estar e uma coexistência harmônica. Assim, em essência, a moral representa a garantia de tratamento equitativo a todos os seres humanos, independentemente de sua condição social, racial ou qualquer outro fator.

Já na concepção de Junqueira (2011), os alicerces fundamentais da bioética se embasam nos conceitos cruciais de autonomia, beneficência, justiça e respeito à vida. Nessa perspectiva, no âmbito da bioética, a autonomia compreende o direito inalienável de cada indivíduo, ao buscar assistência, ter controle sobre si mesmo, preservando sua liberdade de escolha e capacidade decisória. Por sua vez, a beneficência é conceituada como um princípio que impera aos profissionais da saúde a responsabilidade de promover bem-estar ao paciente, consolidando, dessa forma, a prestação de cuidados humanizados.

Ainda conforme Junqueira (2011), a justiça, como princípio bioético, consiste em assegurar que as necessidades de saúde sejam atendidas de forma imparcial, isto é, destituídas de preconceitos ou segregações. Por fim, o respeito à vida constitui-se na premissa de que nenhum dano intencional seja infligido ao outro durante a prestação de cuidados de saúde.

Tais princípios não apenas delineiam as bases éticas para a prática médica, como, especialmente, fundamentam um arcabouço moral que visa garantir a dignidade e o bem-estar de todos os envolvidos no processo de atendimento à saúde.

5.2 Fundamentos e reflexões nas bases da bioética

A bioética pode ser compreendida como um campo de atuação multidisciplinar, no qual trabalhadores de diferentes áreas se unem na busca por abordar eticamente os desafios inerentes à vida humana e ao bem-estar.

Nós, como seres holísticos, somos constituídos por dimensões sociais, psicológicas, biológicas, espirituais e físicas, entre outras. Porém, como sociedade, nem todas as ações que tomamos com a intenção de contribuir para o avanço científico são automaticamente aceitas ou consideradas éticas pela sociedade.

Quanto à área do atendimento à saúde, por exemplo, há uma ponderação relacionada à atuação com vistas a preservar a dignidade dos indivíduos. Sobre isso, é essencial que os profissionais tenham ciência dos parâmetros aplicados durante o atendimento, assegurando-se de que o objetivo seja alcançado sem prejudicar questões humanas fundamentais.

Considerando a realidade brasileira, no contexto do atendimento básico em saúde, as políticas públicas estabelecem as seguintes diretrizes:

> A Atenção Básica considera o sujeito em sua singularidade, na complexidade, na integralidade e na inserção sócio-cultural e busca a promoção de sua saúde, a prevenção e tratamento de doenças e a redução de danos ou de sofrimentos que possam comprometer suas possibilidades de viver de modo saudável. (Brasil, 2006b, p. 10)

As complexidades inerentes ao atendimento em saúde frequentemente transcendem a esfera individual do paciente, uma vez que há uma série de fatores que podem impactar positiva ou negativamente a prestação de cuidados, tais como:

- a família;
- confidencialidade das informações médicas;
- a condução de pesquisas em seres humanos;
- as relações interpessoais com outros profissionais de saúde;
- os cuidados paliativos;
- o aborto;
- a eutanásia etc.

Saber lidar com esses aspectos requer uma abordagem cuidadosa e ética, baseada em parâmetros claros que assegurem a consistência e a equidade no atendimento e que transcenda os conceitos pessoais de cada indivíduo. Para isso, o primeiro passo é reconhecer que as perspectivas individuais, por vezes, não são suficientes para resolver essas questões. Nesse sentido, é fundamental seguir diretrizes sólidas de bioética que considerem a unicidade do ser humano e orientem a conduta profissional de maneira a preservar a vida sem causar danos ao outro.

Profissionais da saúde, quando comprometidos com pilares éticos, têm o poder de equilibrar a complexidade do atendimento, assegurando a preservação da vida e o respeito à dignidade humana. Essa abordagem, além de estabelecer uma base sólida para o exercício da medicina e de outras áreas da saúde, também fomenta uma cultura de cuidado compassivo e centrado no paciente.

5.3 Dilemas bioéticos

No decorrer do século XX, particularmente durante o regime nazista sob a liderança de Adolf Hitler, uma sinistra colaboração entre o poder político e a comunidade científica veio à tona. Nesse contexto, prisioneiros, incluindo judeus, políticos e militares, foram deliberadamente entregues nas mãos dos médicos para serem cobaias de pesquisas biológicas conduzidas sem qualquer consideração pelos limites éticos, vinculadas a uma enormidade de áreas científicas. A posterior divulgação de imagens dessas experiências chocantes revelou uma desumanização completa daquelas cobaias, tratadas meramente como objetos de pesquisa e experimentação desprovidos de qualquer respeito pela vida.

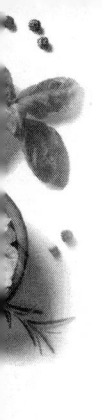

Esse capítulo sombrio da história evidenciou profundos conflitos entre os interesses da ciência e os valores fundamentais da sociedade. Todavia, o impacto global dessas revelações foi profundo, provocando uma conscientização generalizada sobre a necessidade urgente de determinar fronteiras éticas intransponíveis entre a busca pelo conhecimento e a preservação dos direitos humanos.

Anos mais tarde, com o desfecho da Segunda Guerra Mundial, o Tribunal Militar Internacional (IMT – International Military Tribunal), em Nuremberg, executou julgamentos de inúmeros médicos vinculados àquelas pesquisas com seres humanos levadas a cabo nos campos de concentração nazistas, categorizando essas investigações como crimes contra a humanidade.

O trágico episódio culminou na formulação das Diretrizes Internacionais para Pesquisas Biomédicas envolvendo Seres Humanos, amplamente conhecidas como **Código de Nuremberg**. Esse documento, composto por dez princípios fundamentais, representou um verdadeiro marco na história da bioética, delineando normas cruciais para o consentimento informado, regulamentando a experimentação científica e defendendo o princípio da beneficência.

Acompanhe, na sequência, os dez princípios que fundamentam o Código de Nuremberg (1947, grifo do original):

1. O consentimento voluntário do ser humano é absolutamente essencial. Isso significa que as pessoas que serão submetidas ao experimento devem ser legalmente capazes de dar consentimento; essas pessoas devem exercer o livre direito de escolha sem qualquer intervenção de elementos de força, fraude, mentira, coação, astúcia ou outra forma de restrição posterior; devem ter conhecimento suficiente do assunto em estudo para tomarem uma decisão. Esse último aspecto exige que sejam explicados às pessoas a natureza, a duração e o propósito do experimento; os métodos segundo os quais será conduzido; as inconveniências e os riscos esperados; os efeitos sobre a saúde ou sobre a pessoa do participante, que eventualmente possam ocorrer, devido à sua participação no experimento. O dever e a responsabilidade de garantir a qualidade do consentimento repousam sobre o pesquisador que inicia ou dirige um experimento ou se compromete nele.

    São deveres e responsabilidades pessoais que não podem ser delegados a outrem impunemente.
2. O experimento deve ser tal que produza resultados vantajosos para a sociedade, que não possam ser buscados por outros métodos de estudo, mas não podem ser feitos de maneira casuística ou desnecessariamente.
3. O experimento deve ser baseado em resultados de experimentação em animais e no conhecimento da evolução da doença ou outros problemas em estudo; dessa maneira, os resultados já conhecidos justificam a condição do experimento.

4. O experimento deve ser conduzido de maneira a evitar todo sofrimento e danos desnecessários, quer físicos, quer materiais.
5. Não deve ser conduzido qualquer experimento quando existirem razões para acreditar que pode ocorrer morte ou invalidez permanente; exceto, talvez, quando o próprio médico pesquisador se submeter ao experimento.
6. O grau de risco aceitável deve ser limitado pela importância do problema que o pesquisador se propõe a resolver.
7. Devem ser tomados cuidados especiais para proteger o participante do experimento de qualquer possibilidade de dano, invalidez ou morte, mesmo que remota.
8. O experimento deve ser conduzido apenas por pessoas cientificamente qualificadas.
9. O participante do experimento deve ter a liberdade de se retirar no decorrer do experimento.
10. O pesquisador deve estar preparado para suspender os procedimentos experimentais em qualquer estágio, se ele tiver motivos razoáveis para acreditar que a continuação do experimento provavelmente causará dano, invalidez ou morte para os participantes.

A trajetória da bioética, ainda, foi moldada por diversos outros momentos marcantes, conforme podemos verificar a seguir:

- **1950-1960 – debate inicial sobre transplante de órgãos**: Essa discussão trouxe à tona questões éticas de muita relevância associadas à doação, alocação de órgãos e definição de morte cerebral:

    - a ética por trás da doação, incluindo a necessidade de consentimento informado e a potencial comercialização de órgãos, tornou-se foco de calorosos embates;

- a justa alocação de órgãos, diante da escassez, fomentou dilemas éticos sobre como decidir quem recebe um órgão quando a demanda supera a oferta;
- a definição de morte cerebral emergiu como um fator crítico, dado que órgãos frequentemente provêm de doadores com esse diagnóstico.

- **Final da década de 1970 – quatro princípios fundamentais de Beauchamp e Childress:** Tom Beauchamp e James Childress apresentaram uma estrutura ética abrangente para a bioética, contendo quatro pilares norteadores para a tomada de decisões em contextos biomédicos:
  - autonomia;
  - beneficência;
  - não maleficência;
  - justiça.

  Tais princípios refletiram a necessidade de equilibrar o progresso científico com preocupações éticas fundamentais, a fim de respeitar a autonomia do paciente, promover beneficência, evitar a ocorrência de danos intencionais e prezar pela justiça na distribuição dos recursos de saúde.

- **1979 – publicação do Relatório Belmont, nos Estados Unidos:** O documento respondeu a violações éticas em pesquisas médicas, estabelecendo diretrizes éticas fundamentais. Nessa ótica, o respeito pelas pessoas, a beneficência e a justiça foram reforçados como princípios que devem orientar a condução de pesquisas com seres humanos.
- **1980-1990 – os casos de Karen Ann Quinlan e Nancy Cruzan:** Os eventos que envolveram as duas pacientes fomentaram a

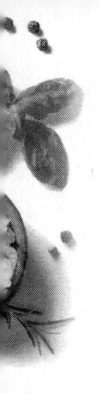

realização de debates sobre decisões médicas e direitos dos pacientes. Questões como a retirada de suporte vital e o direito à recusa de tratamento médico tornaram-se centrais, resultando na criação de legislações e regulamentações significativas a respeito da concepção de ética médica.

Em relação ao Brasil, destacamos as normas para pesquisa com seres humanos, delineadas pela Resolução n. 466, de 12 de dezembro de 2012, do Conselho Nacional de Saúde (CNS, 2013). Esse documento aborda, de maneira abrangente, aspectos como o Termo de Consentimento Livre e Esclarecido (TCLE) e fornece orientações sobre os Comitês de Ética em Pesquisa (CEPs) e a Comissão Nacional de Ética em Pesquisa (Conep).

Ademais, a legislação citada apresenta os quatro princípios fundamentais de ética que devem nortear a condução de pesquisas com seres humanos (CNS, 2013, p. 3), a saber:

A. respeito ao participante da pesquisa em sua dignidade e autonomia, reconhecendo sua vulnerabilidade, assegurando sua vontade de contribuir e permanecer, ou não, na pesquisa, por intermédio de manifestação expressa, livre e esclarecida;

B. ponderação entre riscos e benefícios, tanto conhecidos como potenciais, individuais ou coletivos, comprometendo-se com o máximo de benefícios e o mínimo de danos e riscos;

C. garantia de que danos previsíveis serão evitados; e

D. relevância social da pesquisa, o que garante a igual consideração dos interesses envolvidos, não perdendo o sentido de sua destinação sócio-humanitária.

Além disso, é fundamental lembrar que pesquisas envolvendo seres humanos, mesmo quando não configuram experimentos científicos (por ex.: apenas a aplicação de questionários), devem ser submetidas à avaliação dos comitês de ética, os quais sempre estão vinculados a instituições de ensino superior. Esse processo reforça o comprometimento com a integridade ética em todas as formas de pesquisa que envolvem seres humanos.

5.4 Cuidados paliativos

A essência do termo *paliar*[1] transcende as eras, denotando a ação intrínseca de proteger. Sendo assim, a razão de ser dos cuidados paliativos gira em torno de proteger alguém, física, psicológica, social ou espiritualmente, representando uma oferta compassiva de assistência especializada em momentos delicados.

Nas discussões bioéticas, a relevância dos cuidados paliativos é inegável, principalmente em contextos de doenças terminais. Nesse sentido, a etimologia de *paliar* enfatiza não apenas o aspecto físico do cuidado, mas também a salvaguarda da dignidade, do conforto e da qualidade de vida de quem se vê em estado terminal de saúde.

Os cuidados paliativos representam uma abordagem abrangente que visa melhorar a qualidade de vida de pacientes e familiares diante de doenças ameaçadoras à continuidade da vida. Trata-se de uma forma de cuidado ativo e integral que engloba o alívio do sofrimento e o tratamento de sintomas físicos, psicossociais e espirituais, podendo ser incorporada em diversos contextos, tais como a Atenção Primária em Saúde (APS). Desse modo, a prioridade é proporcionar a melhor qualidade de vida possível a pacientes e familiares, por meio do controle da dor e de outros sintomas, visando mitigar o sofrimento e oferecendo suporte holístico em meio aos desafios enfrentados.

---

1   Derivado do latim *pallium*, que se refere ao manto usado pelos cavaleiros para se protegerem nas batalhas.

Em virtude do exposto, compreender os cuidados paliativos como uma extensão do princípio de proteção reforça a importância ética desse campo na promoção do bem-estar humano em cenários de extrema vulnerabilidade.

De acordo com o relatório anual de 2021-2022 da Worldwide Hospice Palliative Care Alliance (WHPCA) – Aliança Mundial de Cuidados Paliativos e Hospices –, anualmente, quase 57 milhões de pessoas e suas famílias necessitam de cuidados paliativos, sendo que 12% dessa demanda global está sendo atendida. Nesse contingente, 45% se encontram no final de suas vidas, o que destaca a urgência em oferecer suporte compassivo nesses momentos delicados (WHPCA, 2022).

É importante ressaltar que, das pessoas que requerem cuidados paliativos, 69% são portadoras de doenças não transmissíveis, como câncer, demência, acidente vascular cerebral, insuficiência cardíaca-hepática-renal, doenças pulmonares ou lesões (WHPCA, 2022). Essa diversidade de condições destaca a necessidade de abordagens especializadas para atender às complexidades dessas situações.

Contudo, ainda conforme apresentado no relatório, apenas 12% da demanda global de cuidados paliativos está sendo atendida (WHPCA, 2022), o que evidencia a enorme disparidade entre oferta e demanda. Ademais, 83% dos países enfrentam restrições significativas ou praticamente inexistentes no acesso a opioides para alívio da dor, situação que releva uma lacuna crítica no manejo adequado da dor em pacientes que precisam de cuidados paliativos.

Ademais, surpreendentemente, 76% da necessidade de cuidados paliativos em adultos concentra-se em países de baixa e média renda (WHPCA, 2022). Esse cenário ressalta a desigualdade global de acesso a serviços essenciais de cuidados paliativos, salientando a urgência de que sejam tomadas ações com vistas a assegurar uma distribuição mais equitativa de recursos.

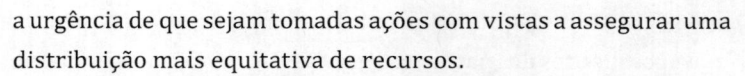

A projeção da WHPCA (2022) é de que a porcentagem de indivíduos em cuidados paliativos (atualmente, 87%) aumente até 2060, o que destaca a importância de expandir e aprimorar esses serviços para atender à crescente demanda.

Todavia, para além de sua prática em pacientes terminais, os cuidados paliativos ainda se estendem a uma grande variedade de situações, por exemplo:

- **Eutanásia**: Refere-se ao ato intencional de proporcionar a alguém uma morte indolor como meio de aliviar o sofrimento decorrente de uma doença incurável e dolorosa.
- **Distanásia**: Denota o prolongamento excessivo do processo de morte, podendo também ser interpretada como tratamento inútil.
- **Mistanásia**: Relaciona-se à omissão de socorro estrutural, frequentemente direcionada às camadas mais vulneráveis da sociedade.

A integração entre a bioética e a abordagem centrada em cuidados paliativos é evidente, uma vez que ambas compartilham uma base fundamentada no princípio da beneficência. Nesse sentido, os cuidados de saúde devem objetivar a minimização do sofrimento, prevalecendo um atendimento compassivo, respeitoso e que busque otimizar a qualidade de vida. Para que tais metas sejam concretizadas, é essencial aderir aos princípios recém-mencionados, a fim de conferir autonomia aos pacientes mediante informações claras e elucidativas, para que eles expressem suas opiniões efetivamente em relação ao tratamento a que estão sendo submetidos.

No contexto brasileiro, os cuidados paliativos demandam atenção, ampla discussão e investimento contínuo. Tal abordagem visa não somente aliviar o sofrimento físico, mas, especialmente, promover os direitos dos pacientes em situação de doença terminal ou em tratamento de condições graves. Dessa forma, a compreensão e a implementação eficaz dos cuidados paliativos são essenciais para garantir uma assistência abrangente e humanizada diante das complexidades que envolvem a saúde e o bem-estar.

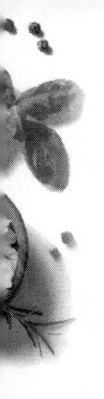

5.5 Nutrição e bioética

Para abordarmos esse tópico, é essencial compreendermos alguns conceitos fundamentais que embasam a discussão sobre bioética na nutrição. O primeiro que vamos discutir é o conceito de Segurança Alimentar e Nutricional (SAN).

A concepção de SAN segue em contínuo desenvolvimento, pois está intrinsecamente vinculada a diferentes interesses sociais, culturais, políticos e econômicos. Portanto, no Brasil e no mundo, sua definição ainda vem sendo debatida em vários segmentos da sociedade, uma vez que evolui à medida que ocorrem mudanças na organização social e nas relações de poder.

No panorama brasileiro, as discussões relacionadas à noção de SAN perduram, no mínimo, por duas décadas. Inicialmente, compreendia-se que representava a garantia, para todos, de acesso constante a alimentos básicos de qualidade, em quantidade suficiente, sem comprometer outras necessidades básicas. Esse entendimento foi consolidado durante a I Conferência Nacional de Alimentação e Nutrição, em 1986.

Atualmente, segundo a Lei Orgânica de Segurança Alimentar e Nutricional (Losan) – Lei n. 11.346, de 15 de setembro de 2006 (Brasil, 2006a) –, a SAN consiste na realização do direito de todos ao acesso regular e permanente a alimentos de qualidade, em quantidade suficiente, sem prejudicar outras necessidades essenciais. Esse direito deve ser embasado em práticas alimentares que promovam a saúde, respeitem a diversidade cultural e sejam sustentáveis do ponto de vista ambiental, cultural, econômico e social (Brasil, 2006a).

Além da SAN, a Losan ainda instituiu o Sistema Nacional de Segurança Alimentar e Nutricional (Sisan), com o objetivo de garantir a confirmação de outro conceito considerado indispensável para a sobrevivência: o Direito Humano à Alimentação Adequada (DHAA) (Brasil, 2006a).

As normas internacionais reconhecem o direito de todos a uma alimentação adequada e o direito fundamental de cada pessoa estar livre da fome, ambos prerrequisitos fundamentais para a realização de outros direitos humanos. No Brasil, desde 2010, esse direito está de 1988 assegurado como um dos direitos sociais pela Constituição Federal (Brasil, 1988), por meio da Emenda Constitucional n. 64, de 4 de fevereiro de 2010 (Brasil, 2010). No entanto, é importante ressaltar que, apesar dessa garantia legal, muitas pessoas em todo o mundo ainda enfrentam desafios relacionados à fome e à falta de acesso à alimentação adequada.

Além disso, a Declaração Universal sobre Bioética e Direitos Humanos (Unesco, 2006) estabelece que os avanços e progressos científicos e tecnológicos devem ser direcionados para promover o acesso adequado à alimentação e à água, assegurando, dessa forma, a manutenção da vida. O art. 14 enfatiza a responsabilidade do Poder Público de lidar com as questões sociais e de saúde. É especialmente por meio desse enfoque que a bioética se conecta diretamente ao DHAA.

No que diz respeito à produção e ao acesso aos alimentos, é relevante destacar que existem muitas discussões que entrelaçam bioética, alimentação e o DHAA. Tais debates abrangem uma variedade de tópicos acerca de questões essenciais para a equidade e a justiça social, que são absolutos pilares dos direitos fundamentais, por exemplo:

- **Acesso a alimentos:** O acesso das populações aos alimentos está intrinsicamente vinculado à equidade e à justiça social, fundamentos basilares dos direitos fundamentais que destacam a importância de garantir que todos tenham acesso digno e igualitário à alimentação.
- **Segurança dos produtos alimentares:** A responsabilidade de garantir que os alimentos oferecidos à população atendam aos mais elevados padrões de segurança é tanto dos governantes quanto da indústria alimentícia.
- **Bem-estar animal:** A alimentação e o bem-estar dos animais envolvem complexas questões bioéticas, até mesmo por conta da direta associação com a qualidade dos alimentos destinados ao consumo humano.
- **Aspectos éticos:** O mercado de alimentos, a busca por acesso justo e igualitário e as políticas públicas que permeiam o setor estão fortemente associados aos conceitos bioéticos. Por essa razão, a análise ética desses elementos é essencial para asseverar uma abordagem equitativa e justa para a distribuição e o acesso aos alimentos.
- **Aspectos legais:** Os marcos jurídicos são fundamentais na garantia do DHAA. Leis, decretos e resoluções têm o propósito de assegurar, por meio da força legal, que os cidadãos obtenham acesso irrestrito e digno à alimentação adequada.

Todos esses assuntos, que abrangem desde o acesso aos alimentos até assuntos éticos, legais e de bem-estar animal, têm implicações cruciais no campo da nutrição. Tais temas devem ser objetos de estudo com vistas a promover bases sólidas para garantir o DHAA e a SAN e, com efeito, aprimorar as atividades profissionais na área da saúde e afins. A exploração desses e de outros temas correlatos contribui para uma prática profissional capaz de favorecer a manutenção de um sistema alimentar mais equitativo e sustentável.

Ademais, um importante aspecto referente à bioética na nutrição diz respeito à regulação da propaganda com a intenção de proteger a sociedade e orientar a promoção de alimentos. No Brasil, a regulamentação das propagandas é realizada pelo Conselho Nacional de Autorregulamentação Publicitária (Conar). Entretanto, no caso dos alimentos infantis, destaca-se a Norma Brasileira de Comercialização de Alimentos para Lactentes e Crianças de Primeira Infância, Bicos, Chupetas e Mamadeiras (NBCAL), que se refere a um conjunto de regulamentações que estabelece diretrizes para a comercialização e proíbe certas práticas na publicidade de alimentos voltados para crianças (IBFAN, 2024). O objetivo da NBCAL é assegurar a utilização adequada desses alimentos, evitando interferências na prática do aleitamento materno. Assim, trata-se de um instrumento criado para controlar a publicidade indiscriminada de alimentos e produtos de puericultura que competem com a amamentação.

Importante!

Para garantir a ética na promoção de alimentos, a NBCAL proíbe expressamente a prática, em diversos meios, de *merchandising*, bem como a divulgação eletrônica, escrita, auditiva e visual; também são vetadas estratégias de marketing direcionadas a induzir vendas no varejo, como exposições especiais, cupons de desconto, preços abaixo de custo, destaques de preço, prêmios, brindes, vendas vinculadas e apresentações especiais (Anvisa, 2012).

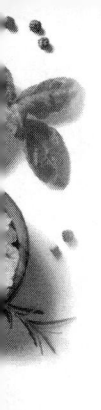

Os nutricionistas, ao longo de suas carreiras profissionais, estão sempre em contato com contextos adversos, como cirurgias, graves enfermidades etc., além de temáticas delicadas, como estudos patrocinados por indústrias alimentícias com interesses específicos, propagandas sobre o uso de agrotóxicos, entre outras. Nessa perspectiva, essas questões bioéticas demandam a adoção de práticas éticas e reflexivas, que garantam a integridade e a responsabilidade no exercício da profissão.

Para saber mais

ROSANELI, C. F. (Org.). **Contextos, conflitos e escolhas em alimentação e bioética**. Curitiba: PUCPRESS, 2016.

Organizada por Caroline Filla Rosaneli, essa obra apresenta importantes reflexões a respeito da alimentação sob diferentes perspectivas, enriquecendo o debate sobre questões éticas e bioéticas relacionadas à nutrição. O livro reúne contribuições de diversos autores brasileiros que abordam essas temáticas com profundidade e relevância, proporcionando uma análise detalhada dos contextos e dilemas éticos referentes ao campo da alimentação e, com efeito, fornecendo uma visão abrangente e crítica das escolhas alimentares e suas implicações éticas. Trata-se de um texto essencial para profissionais de nutrição, estudantes e demais interessados em explorar a interseção entre bioética e práticas alimentares. A obra foi elaborada com base nas discussões promovidas pelo Programa de Pós-graduação em Bioética da Pontifícia Universidade Católica do Paraná (PUCPR).

Síntese

Neste capítulo, exploramos a influência da ética na nutrição e apresentamos o conceito de bioética, fundamental para a atuação de nutricionistas e demais profissionais da saúde.

Assim, vimos que a bioética, desde seu surgimento, tem sido fundamental para estabelecer consensos sobre a intervenção ética na vida dos seres humanos, com base em princípios fundamentais como autonomia, beneficência, justiça e respeito à vida, por meio do debate em torno de temas complexos como eutanásia e cuidados paliativos.

Também mencionamos alguns eventos marcantes e normas internacionais, como o Código de Nuremberg, e nacionais que regulamentam a condução de pesquisas em seres humanos e animais, com vistas à manutenção dos preceitos éticos. Tais documentos são essenciais para garantir a segurança dos sujeitos submetidos a esses estudos, o que reforça a importância do compromisso ético na prática científica.

A reflexão contínua sobre os temas abordados neste capítulo é fundamental para que os nutricionistas tenham responsabilidade e integridade ao lidarem com os desafios éticos da profissão. Isso envolve a profunda compreensão dos princípios bioéticos, assim como a adaptação às novas questões que surgem no campo da nutrição.

Questões para revisão

1. Em seu surgimento, a bioética foi principalmente influenciada por questões:
   a) políticas.
   b) socioculturais.

c) econômicas.
d) educacionais.
e) étnicas.

2. Os cuidados paliativos são essenciais no atendimento aos pacientes terminais e em doenças sem perspectiva de cura. Acerca dos cuidados paliativos, assinale a alternativa correta:
   a) São viáveis aos pacientes cujas doenças não têm tratamento.
   b) Visam à proteção social ou espiritual dos pacientes.
   c) Os pacientes normalmente têm vários motivos para temê-los.
   d) Enfatizam somente os aspectos físicos vinculados ao tratamento das doenças.
   e) A maioria dos pacientes em cuidados paliativos apresenta doenças transmissíveis.

3. Considerando o que estudamos neste capítulo em relação à bioética, assinale a alternativa correta:
   a) A bioética surgiu na primeira metade do século XIX pela influência política e econômica nas questões de saúde.
   b) O conceito de bioética surgiu com base em fatores e demandas semelhantes de diferentes sociedades, a exemplo da falta de poder e de autoridade das instituições nas questões de saúde.
   c) A bioética surgiu em paralelo a um despertar crítico da sociedade, que passou a questionar o negativismo científico.
   d) Os aspectos vinculados ao surgimento da bioética foram rapidamente disseminados pela popularização dos meios de comunicação de massa.
   e) O surgimento da bioética foi catalisado pelo retrocesso científico e biotecnológico.

4. Embora correlacionadas, as concepções de ética e de bioética são muito diferentes em alguns aspectos. Diante disso, conceitue ética e bioética.

5. Em que consiste o Código de Nuremberg? Justifique e elenque os princípios que regem esse documento.

Questão para reflexão

1. Como a bioética influencia a prática dos profissionais de saúde e de que maneira os princípios bioéticos podem ser aplicados para resolver dilemas éticos complexos do cotidiano da profissão? Em sua reflexão, pense, por exemplo, em aspectos como: a alocação de recursos limitados; o respeito à autonomia do paciente; a ética em pesquisas científicas etc. Procure analisar em que medida tais princípios podem orientar a tomada de decisões e a formulação de políticas no campo da saúde e da nutrição e, se possível, proponha estratégias de resolução.

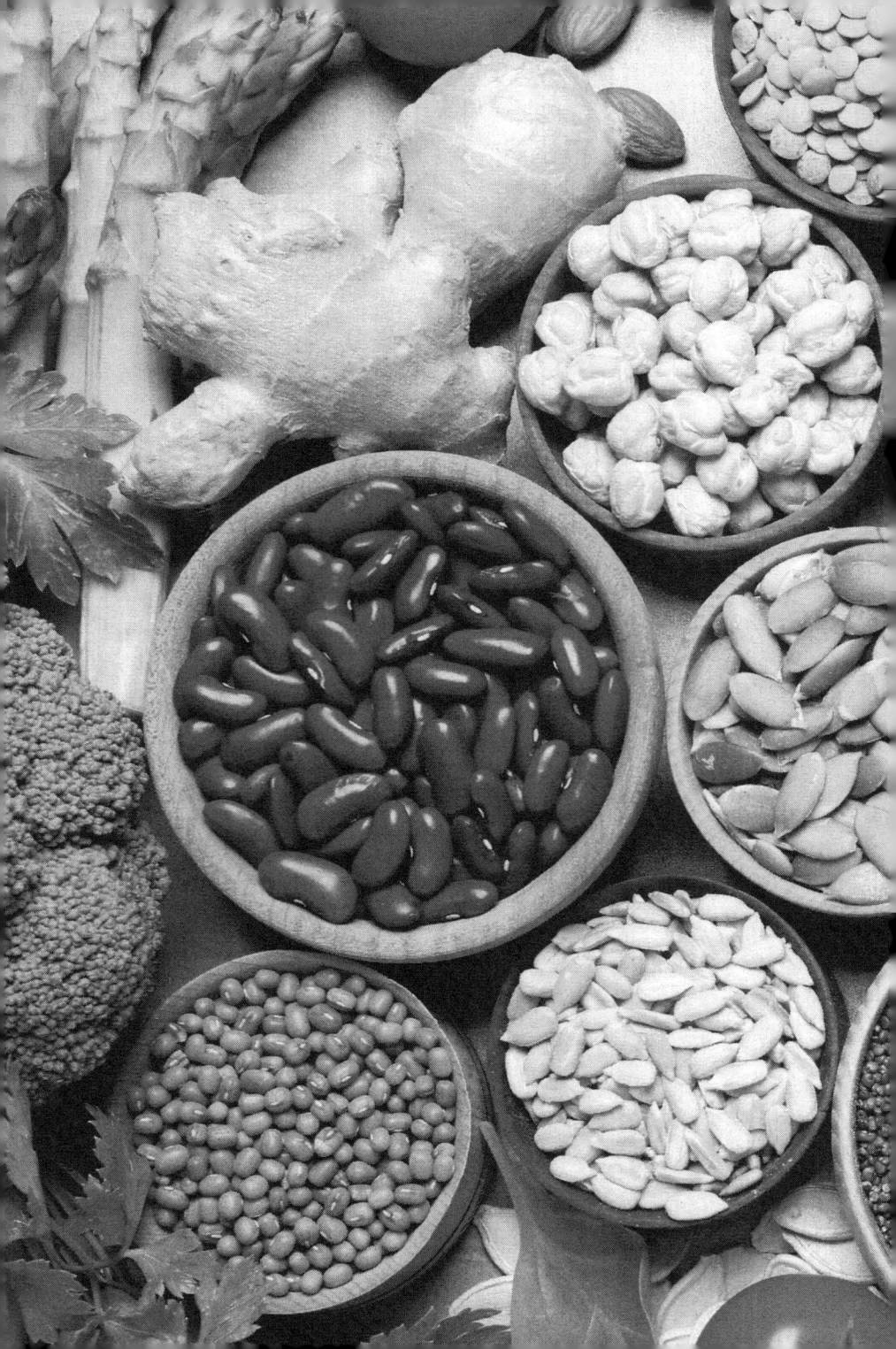

Capítulo 6
Código de Ética e de Conduta do Nutricionista (CECN)

Conteúdos do capítulo:

- Princípios fundamentais do Código de Ética e de Conduta do Nutricionista (CECN).
- Direitos e deveres do nutricionista.
- Processo disciplinar.
- Julgamentos éticos.

Após o estudo deste capítulo, você será capaz de:

1. compreender os princípios fundamentais do Código de Ética e de Conduta do Nutricionista (CECN) e identificar as normas e diretrizes que orientam a função;
2. reconhecer os direitos e deveres do profissional de nutrição, incluindo as responsabilidades éticas e legais que devem ser cumpridas para assegurar uma prática adequada e respeitosa em relação aos clientes e à comunidade;
3. entender o processo disciplinar e os mecanismos de julgamento ético, analisando de que maneira as infrações ao código são abordadas, investigadas e julgadas, bem como em que medida tais práticas contribuem para a manutenção dos padrões éticos na profissão.

6.1 Princípios fundamentais

O Código de Ética e de Conduta do Nutricionista (CECN), do Conselho Federal de Nutricionistas, encontra sua descrição na Resolução n. 599, de 25 de fevereiro de 2018 (CFN, 2018a; 2018b), que regulamenta as condutas e práticas profissionais relacionadas à habilitação técnica do nutricionista. Em outras palavras, trata-se de um instrumento que respalda a garantia de direitos, delineia os deveres e estabelece os limites da atuação profissional nessa área. Nesse sentido, tais diretrizes devem ser incorporadas pelo nutricionista, o que se configura como um ato social em prol da saúde e da segurança alimentar e nutricional da população.

O CECN foi concebido com base em uma política de construção coletiva que contou com a participação ativa de nutricionistas, estudantes de nutrição, filósofos, advogados e outros profissionais. Na elaboração desse documento, a categoria foi convidada a identificar os valores essenciais para se atingir o perfil esperado de um nutricionista. Assim, foram estruturados oito princípios fundamentais que orientam a prática profissional (CFN, 2018a), expostos nos oito primeiros artigos da referida normativa, a saber:

> **Art. 1º** O nutricionista tem o compromisso de conhecer e pautar sua atuação nos princípios universais dos direitos humanos e da bioética, na Constituição Federal e nos preceitos éticos contidos neste Código.

> **Art. 2º** A atuação do nutricionista deve ser pautada pela defesa do Direito à Saúde, do Direito Humano à Alimentação Adequada e da Segurança Alimentar e Nutricional de indivíduos e coletividades.

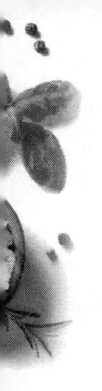

Art. 3º O nutricionista deve desempenhar suas atribuições respeitando a vida, a singularidade e pluralidade, as dimensões culturais e religiosas, de gênero, de classe social, raça e etnia, a liberdade e diversidade das práticas alimentares, de forma dialógica, sem discriminação de qualquer natureza em suas relações profissionais.

Art. 4º O nutricionista deve se comprometer com o contínuo aprimoramento profissional para a qualificação técnico-científica dos processos de trabalho e das relações interpessoais, visando à promoção da saúde e à alimentação adequada e saudável de indivíduos e coletividades.

Art. 5º O nutricionista, no exercício pleno de suas atribuições, deve atuar nos cuidados relativos à alimentação e nutrição voltados à promoção e proteção da saúde, prevenção, diagnóstico nutricional e tratamento de agravos, como parte do atendimento integral ao indivíduo e à coletividade, utilizando todos os recursos disponíveis ao seu alcance, tendo o alimento e a comensalidade como referência.

Art. 6º A atenção nutricional prestada pelo nutricionista deve ir além do significado biológico da alimentação e considerar suas dimensões ambiental, cultural, econômica, política, psicoafetiva, social e simbólica.

Art. 7º Na atuação profissional, é fundamental que o nutricionista participe de espaços de diálogo e decisão, seja em entidades da categoria, instâncias de controle social ou qualquer outro fórum que possibilite o exercício da cidadania, o compromisso com o desenvolvimento sustentável e a preservação da biodiversidade, a proteção à saúde e a valorização profissional.

Art. 8º O nutricionista deve exercer a profissão de forma crítica e proativa, com autonomia, liberdade, justiça, honestidade, imparcialidade e responsabilidade, ciente de seus direitos e deveres, não contrariando os preceitos técnicos e éticos. (CFN, 2018a, p. 10-11, grifo do original)

Portanto, podemos concluir que os princípios do CECN servem para que a atuação dos nutricionistas esteja em conformidade com valores éticos, a fim de proporcionarem saúde e bem-estar aos pacientes, mantendo o respeito à diversidade, aprimorando constantemente suas habilidades e participando ativamente da construção de um ambiente saudável e equitativo. Tais fundamentos reforçam o compromisso social profissional e a relevância de uma atuação crítica, proativa e alinhada às diretrizes técnicas e éticas da profissão (CFN, 2018a).

6.2 Direitos, deveres e vetos

Além dos artigos apresentados na seção anterior, o CECN engloba uma estrutura abrangente composta por dez capítulos que abrangem temas específicos. Cada um deles trata de uma série de direitos, deveres e vetos. Diante disso, o profundo conhecimento dessas normas não apenas capacita o nutricionista a exercer sua profissão com dignidade, mas também a atuar conforme os preceitos éticos estabelecidos. Nessa perspectiva, os próximos dez subcapítulos serão destinados à exploração dos dez capítulos que compõem o CECN.

6.2.1 Responsabilidades profissionais

O primeiro capítulo do CECN aborda minuciosamente as responsabilidades profissionais inerentes ao cargo do nutricionista, estabelecendo sete direitos, dez deveres e quatro vetos.

Em relação aos direitos, merece destaque a prerrogativa de se recusar o exercício da profissão em ambientes nos quais as condições de trabalho não atendam aos padrões de adequação, dignidade e justiça, ou que possam acarretar prejuízos a indivíduos, coletividades ou ao próprio profissional. Além disso, o texto também ressalta o direito à prestação de serviços profissionais de forma gratuita, em prol de causas sociais e humanitárias (CFN, 2018a).

Quanto aos deveres, a ênfase recai na obrigação de o nutricionista manter os indivíduos e a coletividade sob sua responsabilidade profissional (ou de seus representantes legais) e devidamente informados sobre os objetivos, procedimentos, benefícios e riscos, quando aplicável, de suas práticas profissionais. Também, a normativa salienta a necessidade de preservar o sigilo, o respeito e a confidencialidade das informações durante o exercício da profissão (CFN, 2018a).

Por seu turno, no que tange aos vetos, o CECN proíbe que a atuação profissional do nutricionista seja caracterizada como imprudente ou negligente, prejudicando os indivíduos ou as coletividades que estão sob seus cuidados. Esse imperativo visa assegurar a integridade e o bem-estar dos envolvidos, reforçando a importância da atuação ética e responsável (CFN, 2018a).

6.2.2 Relações interpessoais

O segundo capítulo versa sobre as complexas dinâmicas interpessoais que se apresentam durante o exercício profissional dos nutricionistas, ressaltando suas relações com outros profissionais, pacientes, clientes, usuários, estudantes, empregados, representantes de entidades, entre outros (CFN, 2018a). Estruturado em quatro artigos, esse capítulo compreende um direito, um dever e dois vetos.

O direito consagrado refere-se à possibilidade de denunciar, nas instâncias competentes, atos que configurem agressão, assédio, humilhação, discriminação, intimidação, perseguição ou exclusão, tanto contra o próprio nutricionista como contra qualquer outra pessoa. Essa prerrogativa tenciona garantir um ambiente de trabalho e de atendimento saudável e livre de condutas prejudiciais (CFN, 2018a).

Quanto ao dever estabelecido, o documento menciona a necessidade de que a posição hierárquica do profissional seja expressa de maneira justa e respeitosa, isto é, evitando a adoção de atitudes opressoras e a ocorrência de conflitos nas relações profissionais. Adicionalmente, o nutricionista é orientado a não fazer uso de sua posição em benefício próprio ou de terceiros, enfatizando que a imparcialidade e a integridade devem reger suas interações profissionais (CFN, 2018a).

Por fim, no que concerne aos vetos, o CECN proíbe a manifestação pública de opiniões depreciativas ou difamatórias sobre a conduta ou a atuação de nutricionistas ou de outros profissionais, a fim de preservar a integridade profissional e promover um ambiente de respeito e colaboração mútua entre os colaboradores (CFN, 2018a).

6.2.3 Condutas e práticas profissionais

Compreendendo um total de 22 artigos, subdivididos em quatro direitos, nove deveres e nove vetos, o terceiro capítulo do CECN trata das condutas e práticas profissionais que conduzem as atividades do nutricionista.

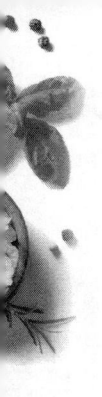

Em relação aos direitos, o documento destaca a prerrogativa de exercer as atribuições profissionais sem a interferência de pessoas não habilitadas, com o objetivo de assegurar a autonomia e a integridade do exercício profissional (CFN, 2018a).

Quanto aos deveres, consta a obrigação de realizar, em consulta presencial, a avaliação e o diagnóstico nutricional de indivíduos sob sua responsabilidade profissional, salientando a relevância de uma atuação direta e personalizada com vistas à promoção da saúde e do bem-estar dos pacientes (CFN, 2018a).

No contexto dos vetos, sobressai a proibição, ao nutricionista, de pleitear, de modo desleal, para si ou para terceiros, emprego, cargo ou função exercida por nutricionista ou por profissional de outra formação. Essa restrição visa preservar a ética profissional e evitar práticas concorrenciais desleais que possam comprometer a integridade do campo nutricional e de outras áreas profissionais (CFN, 2018a).

Importante!

Após a pandemia de COVID-19, houve uma alteração no CECN que, conforme regulamentado pela Resolução CFN n. 760, de 22 de outubro de 2023 (CFN, 2023), passou a permitir o uso da telenutrição, forma de atendimento e prestação de serviços em alimentação e nutrição por meio de Tecnologias da Informação e Comunicação (TICs).

6.2.4 Meios de informação e comunicação

O quarto capítulo, que aborda o segmento dos veículos de informação e comunicação, contempla as normativas referentes à divulgação das atividades profissionais do nutricionista em diversos meios de comunicação, como televisão, rádio, jornais, revistas, panfletos virtuais ou impressos, embalagens, mídias e redes sociais, aplicativos, palestras, eventos, entre outros. Composto por seis artigos, esse conjunto normativo apresenta dois direitos, um dever e três vetos.

O documento evidencia que o nutricionista tem o direito de utilizar os meios de comunicação e informação para promover e divulgar seu trabalho, desde que esteja em conformidade com os princípios do CECN (CFN, 2018a).

Similarmente, ao compartilhar informações sobre alimentação e nutrição em diversos meios de comunicação, é dever do nutricionista focar na promoção da saúde e na educação alimentar e nutricional, de maneira crítica, contextualizada e respaldada por embasamento técnico-científico (CFN, 2018a).

Quanto aos vetos, destaca-se a proibição, mesmo com autorização por escrito, de divulgar imagens corporais atribuindo resultados a produtos, equipamentos, técnicas ou protocolos, pois estes podem apresentar riscos à saúde, uma vez que não necessariamente se aplicarão uniformemente a todos os indivíduos. Tal proibição tenciona a asseverar a integridade e a segurança na divulgação de informações relacionadas à nutrição.

6.2.5 Associação a produtos, marcas de produtos, serviços, empresas ou indústrias

Composto de sete artigos, dos quais um é um direito e seis são vetos, o quinto capítulo do CECN apresenta as diretrizes concernentes à associação, à divulgação, à indicação ou à venda de produtos, marcas, serviços, empresas ou indústrias específicas.

O documento ensina que o nutricionista tem o direito de utilizar embalagens para atividades de orientação, educação alimentar e nutricional e formação profissional, desde que envolva mais de uma marca, empresa ou indústria do mesmo tipo de alimento, produto alimentício, suplemento nutricional e/ou fitoterápico, bem como que não configure conflito de interesses (CFN, 2018a).

Entre os vetos, merece destaque o art. 60, que explicita ser proibido ao nutricionista realizar a prescrição, indicação ou manifestação de preferência ou associação de imagem para divulgar marcas de produtos alimentícios, suplementos nutricionais ou fitoterápicos, utensílios, equipamentos, serviços, laboratórios, farmácias, empresas ou indústrias vinculadas às atividades de alimentação e nutrição (CFN, 2018a). Trata-se de um veto que objetiva coibir a possibibilidade de influenciar as escolhas do paciente, que, assim, preserva sua autonomia de escolha.

6.2.6 Formação profissional

Ao longo de 12 artigos, sendo dois direitos, sete deveres e três vetos, o sexto capítulo aborda a formação profissional do nutricionista, estabelecendo normativas que regem as práticas e os contextos correlacionados em todos os níveis de ensino.

Sob essa ótica, o documento consagra a possibilidade de o profissional exercer a função de supervisor/preceptor de estágios em seu local de trabalho. No que concerne a essa função, impõe-se como dever a estrita observância da legislação de estágio em vigor, para assegurar a conformidade e a legalidade das atividades de supervisão/preceptoria (CFN, 2018a).

Em contrapartida, enquanto desempenha atividade docente, é expressamente vedado ao nutricionista difamar, diminuir ou desvalorizar profissão, áreas de atuação ou campos de conhecimentos diferentes daquele em que atua. Tal proibição objetiva proporcionar um ambiente educacional respeitoso e imparcial, contribuindo para a integridade e o reconhecimento da profissão e de seus vários domínios de atuação.

6.2.7 Pesquisa

O sétimo capítulo do CECN determina as diretrizes que regem as atividades relacionadas a estudos e pesquisas teóricas, práticas ou científicas, ao longo de seis artigos, sendo um direito, três deveres e dois vetos.

Assim, o texto legal apregoa que o nutricionista tem o direito de conduzir estudos ou pesquisas, tanto dentro quanto fora de seu local de trabalho, com o objetivo de contribuir para o benefício da saúde de indivíduos ou coletividades, bem como para a qualificação de processos de trabalho e a produção de novos conhecimentos no campo da alimentação e nutrição (CFN, 2018a).

No âmbito dos deveres, o documento destaca a responsabilidade de obter autorização do responsável quando do uso de informações não divulgadas publicamente, além da obrigatoriedade de referenciar adequadamente a fonte (CFN, 2018a).

Por fim, o CECN proíbe que o nutricionista declare autoria de produção científica, método de trabalho ou produto do qual não tenha participado efetivamente, visando assegurar a integridade e a ética na autoria de trabalhos científicos no campo da nutrição (CFN, 2018a).

6.2.8 Relação com as entidades da categoria

O oitavo capítulo do CECN, composto de sete artigos, destina-se a estabelecer as diretrizes que regulam a interação dos nutricionistas com as entidades que representam a área, tais como conselhos de classe, sindicatos e associações. Tais normativas abrangem três direitos, três deveres e um veto.

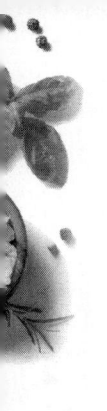

Conforme consta no capítulo em questão, o nutricionista tem o direito de pleitear desagravo público no Conselho Regional de Nutrição (CRN) caso seja ofendido no exercício do trabalho ou em decorrência de sua profissão (CFN, 2018a)

No tocante aos deveres, é imperativo fortalecer e fomentar as entidades representativas da categoria, visando à proteção e à valorização da profissão, respeitando, simultaneamente, o direito à liberdade de opinião (CFN, 2018a).

Por fim, é expressamente vetado ao profissional nutricionista utilizar a posição ocupada em organizações da categoria para obter vantagens pessoais ou financeiras, direta ou indiretamente, por meio de terceiros, bem como é proibido valer-se de sua função para expressar superioridade ou exercer poder que exceda sua atribuição (CFN, 2018a).

6.2.9 Infrações e penalidades

Contendo cinco artigos, o penúltimo capítulo versa sobre o conceito de infração ético-disciplinar e as penalidades aplicáveis aos nutricionistas[1].

6.2.10 Disposições gerais

O último capítulo, composto por cinco artigos, detalha as possibilidades de alteração do CECN, as quais podem ocorrer de três diferentes maneiras: por iniciativa própria; mediante proposta de qualquer CRN, validada por, no mínimo, dois terços desses conselhos; e por

---

1   Nesta obra, dedicamos o subcapítulo 6.5 à abordagem desse tema.

meio de proposta formal de 20% dos nutricionistas com inscrição ativa (CFN, 2018a).

6.3 Implicações ao descumprimento do CECN

A convivência em sociedade demanda não somente que cada indivíduo esteja familiarizado com as normas sociais estabelecidas, mas também que as cumpra. Assim como precisamos entender a legislação de trânsito para conduzir adequadamente um veículo ou atravessar uma rua como pedestres, é imperativo reconhecermos a importância de respeitar os regulamentos para preservar a vida e prevenir infrações. Esse mesmo raciocínio é aplicável à profissão exercida pelos nutricionistas. Em outras palavras, para que eles desempenhem suas funções corretamente, é fundamental que tenham ciência das resoluções que regulamentam a profissão e do CECN, e, mais do que isso, que obedeçam às diretrizes norteadoras, com vistas a evitar a ocorrência de infrações disciplinares e, com efeito, garantir uma prática profissional ética e responsável.

De acordo com o que consta na Resolução CFN n. 321, de 2 de dezembro de 2003 (CFN, 2003), que institui o Código de Processamento Disciplinar para Nutricionistas e Técnicos da Área de Alimentação e Nutrição, uma infração disciplinar é caracterizada pela transgressão a disposições legais, normativas reguladoras da conduta no exercício profissional e preceitos éticos vinculados à profissão. As implicações de uma infração ética incluem a imposição de penalidades disciplinares, e, em certos casos, tais consequências podem ultrapassar as decisões do CRN e alcançar o âmbito normativo legal, abrangendo as responsabilidades civil ou penal[2].

É importante destacar que os nutricionistas têm a obrigação de conhecer o CECN, conforme estipulado no art. 15 do primeiro capítulo (CFN, 2018a, p. 12):

> É dever do nutricionista ter ciência dos seus direitos e deveres, conhecer e se manter atualizado quanto às legislações pertinentes ao exercício profissional e às normativas e posicionamentos do Sistema CFN/CRN e demais entidades da categoria, assim como de outros órgãos reguladores no campo da alimentação e nutrição.

6.4 Processo disciplinar

A notificação de processo disciplinar é submetida ao CFN ou ao CRN, sob a forma de um documento oficial que deve conter os seguintes elementos (CFN, 2003):

- nome, assinatura e qualificação do denunciante;
- nome, qualificação e endereço do denunciado;
- descrição dos eventos que possam indicar uma infração disciplinar;
- evidências documentais que confirmem os eventos descritos na notificação e outras informações pertinentes ao caso.

Conforme especificado pela Resolução n. 321/2003, as denúncias podem ser classificadas em três categorias: funcional, particular ou *ex officio* (CFN, 2003).

---

[2] As penalidades disciplinares serão detalhadas posteriormente.

- **Funcional**: Ocorre em decorrência de uma ação fiscalizatória de rotina, programada ou desencadeada por denúncia.
- **Particular**: Realizada por qualquer pessoa física ou jurídica por meio de documento.
- ***Ex officio***: Efetuada por conselheiro efetivo, conselheiro suplente ou agente do CRN.

A denúncia pode ser enviada ao CRN por diversos canais, como *site*, e-mail, carta, entre outros, bem como pessoalmente. Essa é a primeira etapa e implica uma investigação minuciosa dos fatos e dos documentos comprobatórios anexados. Após essa avaliação, o presidente do CRN pode decidir pela admissão ou não da denúncia, optando por diligência, negativa de admissibilidade ou instauração do processo disciplinar. É importante ressaltar que essa fase envolve a análise dos fatos apresentados na denúncia, não fazendo parte do processo disciplinar propriamente dito.

Depois da primeira etapa, caso existam suspeitas de violações ao CECN, tem início o processo disciplinar, a cargo do presidente do CRN. A subsequente ação envolve a transferência desse processo para a Comissão de Ética, que assume o compromisso pela instrução processual.

Na sequência, a fase de instrução do processo disciplinar é de responsabilidade da Comissão de Ética do CRN, com o objetivo de fornecer fundamentação ao processo e assegurar a plenitude de defesa e contraditório às partes envolvidas. Trata-se de uma das etapas mais intricadas do processo disciplinar e que compreende os seguintes pontos:

- **Solicitação de defesa por escrito**: O nutricionista sob representação deve apresentar, por escrito, esclarecimentos sobre os indícios de infração ao CECN (CFN, 2018a), com a possibilidade de incluir provas documentais e testemunhas.

- **Tomada de depoimentos:** Refere-se à coleta de documentos de todas as partes, com depoimentos realizados separadamente, seguindo uma ordem específica. Se a Comissão de Ética ainda tiver dúvidas após esse estágio, é possível conduzir uma acareação, procedimento que envolve confrontar as partes ou testemunhas com declarações divergentes para obter novos depoimentos.

- **Relatório conclusivo:** A Comissão de Ética elabora um relatório consolidando as informações cruciais obtidas ao longo da instrução do processo disciplinar. O documento deve conter uma conclusão que proponha o arquivamento do processo, devido à ausência de infração disciplinar, ou o prosseguimento, além da recomendação de uma penalidade apropriada. Após essa etapa, o relatório é encaminhado ao plenário do CRN.

A quarta etapa compete ao Plenário do CRN, que recebe o processo disciplinar, incluindo o relatório conclusivo da Comissão de Ética, e decide se aceita ou não o que ela concluiu. Se o relatório for aceito, o processo disciplinar continua, e o presidente designa um conselheiro efetivo como relator, que se encarrega de conduzir uma análise detalhada do processo e preparar o relatório e o voto. Posteriormente, os envolvidos (denunciante e denunciado) recebem uma notificação com, pelo menos, 15 dias de antecedência em relação à data, à hora e ao local do julgamento. Durante essa sessão, o conselheiro lê o relatório e o voto, permitindo que as partes se manifestem. Tal momento constitui o início da etapa de discussão e esclarecimentos. Terminada essa fase, o presidente conduz a votação e, após sua conclusão, anuncia a decisão final do julgamento. Caso as partes não concordem com o resultado, terão o direito de recorrer ao CFN.

Por fim, a quinta e última etapa refere-se à imposição de penalidades, a qual, em um processo disciplinar, é atribuição do CRN da área na qual o profissional possui inscrição original. Os diversos tipos de penalidades que podem ser aplicados ao nutricionista serão detalhados no subcapítulo a seguir.

6.5 Penalidades

Os diversos tipos de penalidades resultantes de um processo disciplinar contra o nutricionista são definidos pelas seguintes normativas: Lei n. 6.583, de 20 de outubro de 1978 (Brasil, 1978), que estabelece os Conselhos Federal e Regionais de Nutrição; o Decreto n. 84.444, de 30 de janeiro de 1980 (Brasil, 1980), que regula o funcionamento de tais conselhos; e a Resolução CFN n. 321, de 2 de dezembro de 2003, que "institui o Código de Processamento Disciplinar para o Nutricionista e o Técnico da Área de Alimentação e Nutrição", entre outras medidas (CFN, 2003).

Segundo essas normativas, as penas disciplinares incluem:

- advertência;
- repreensão;
- multa equivalente a até dez vezes o valor da anuidade;
- suspensão do exercício profissional por até três anos;
- cancelamento da inscrição e proibição do exercício profissional.

A execução da pena leva em consideração os antecedentes profissionais do denunciante, seu grau de culpa, as circunstâncias atenuantes e agravantes, bem como as consequências da infração, conforme preconizado pela legislação pertinente.

A infração ético-disciplinar, definida nos arts. 91 a 95 do CECN, refere-se a ações ou omissões que desobedeçam às disposições do documento (CFN, 2018a). A instância ético-disciplinar é autônoma e, portanto, independente das instâncias administrativas e judiciais, considerando pareceres de outras instâncias oficiais. A apuração da infração, da autoria e da responsabilidade ocorre em um processo conduzido, conforme as normas legais e regulamentares, pelo CFN e pelos CRNs. As sanções, previstas na Lei n. 6.583/1978 e no Decreto n. 84.444/1980 (Brasil, 1978; 1980), são aplicadas de acordo com a gravidade do caso, respeitando a graduação estabelecida na lei e levando em conta antecedentes, grau de culpa, circunstâncias atenuantes e agravantes, além das consequências da infração.

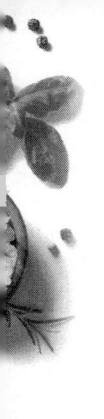

As penas de advertência, repreensão e multa são comunicadas pelo CRN em ofício reservado, a menos que haja reincidência, quando essas informações são registradas nos assentamentos do profissional punido.

Para saber mais

CFN – Conselho Federal de Nutricionistas. Resolução n. 705, de 16 de setembro de 2021. **Diário Oficial da União**, Brasília, DF, 17 set. 2021. Disponível em: <http://sisnormas.cfn.org.br:8081/viewPage.html?id=705>. Acesso em: 31 out. 2024.

A Resolução CFN n. 705/2021 "institui o Código de Processamento Ético-Disciplinar para nutricionistas e técnicos em nutrição e dietética" (CFN, 2021) e estabelece diretrizes claras para a condução de processos éticos e disciplinares, detalhando os procedimentos a serem seguidos em casos de infrações éticas.

A normativa garante que os profissionais da nutrição tenham ciência de seus direitos e de suas responsabilidades, bem como dos canais para denúncias ou investigações. Ademais, compreender o código em questão contribui para promover uma prática profissional mais transparente e responsável, na medida em que os nutricionistas e técnicos em nutrição podem manter suas ações alinhadas aos padrões éticos esperados.

Síntese

Neste capítulo, destacamos a importância de o nutricionista basear suas práticas no Código de Ética e Conduta do Nutricionista (CECN) e nas demais resoluções estabelecidas pelo Conselho Federal de Nutrição (CFN). O código consiste em um guia essencial para uma atuação ética, crítica e competente, pois orienta os profissionais da nutrição a manterem padrões elevados em sua prática diária. Até porque, como explicamos, desviar-se das diretrizes estabelecidas pela normativa pode acarretar a abertura de processos disciplinares e a aplicação de penalidades – o que apenas reforça a seriedade com que a ética é tratada na esfera nutricional.

Considerando que vivemos em uma sociedade em constante mutação, inclusive nas práticas alimentares, é fundamental que o CECN seja regularmente atualizado para refletir o cenário contemporâneo e as novas realidades enfrentadas pelos profissionais. Tamanho dinamismo exige que os nutricionistas não apenas se mantenham informados, como também participem ativamente das discussões e atualizações que cerceiam a profissão.

Sob essa perspectiva, refletir a respeito desses fatores nos permite observar como a evolução da ciência impacta a prática profissional. Por essa razão, a adesão a um código ético atualizado e relevante é crucial para garantir que os nutricionistas respondam adequadamente às demandas e aos dilemas emergentes. Além disso, o engajamento ativo nas discussões profissionais e na atualização das normas contribui para uma prática mais alinhada às necessidades atuais e futuras da sociedade.

Questões para revisão

1. De acordo com o Código de Ética e de Conduta do Nutricionista (CECN), é direito do nutricionista:
   a) utilizar embalagens para atividades de orientação, educação alimentar e nutricional e formação profissional.
   b) realizar a prescrição, indicação ou manifestação de preferência ou associação de imagem para divulgar marcas de produtos alimentícios.
   c) manifestar preferência de suplementos nutricionais e fitoterápicos.
   d) associar sua imagem a equipamentos e utensílios, desde que estes sejam da área da nutrição.
   e) indicar marca específica de laboratório ou farmácia de manipulação.

2. Leia os itens a seguir, referentes aos assuntos tratados no Código de Ética e de Conduta do Nutricionista (CECN):
   I. Informa sobre responsabilidades profissionais, relações interpessoais, condutas e práticas profissionais.
   II. Aborda os meios de comunicação e informação, bem como a associação a produtos, marcas de produtos, serviços, empresas ou indústrias.
   III. Versa sobre a formação profissional, a realização de pesquisas, a relação com as entidades da categoria, assim como a respeito de infrações, penalidades e disposições gerais.

IV. Fornece aos profissionais e estudantes informações seguras para balizar a atuação no mercado de trabalho.

V. Determina o piso salarial e os valores de consultas e assessorias técnicas.

Assinale, a seguir, a alternativa que indica corretamente os itens abordados pelo CECN:
a) I, III e V.
b) II e V.
c) IV e V.
d) I, II, III e IV.
e) I e II.

3. Em relação à infração disciplinar de nutricionista sob responsabilidade dos Conselhos Federal e Regional de Nutrição, assinale a alternativa que apresenta as cinco etapas do procedimento disciplinar:
a) Denúncia, julgamento, penalização, investigação e divulgação.
b) Instauração, instrução, julgamento, denúncia e penalização.
c) Investigação, instauração, julgamento, divulgação e denúncia.
d) Denúncia, instauração, instrução, julgamento e penalização.
e) Instauração, denúncia, investigação, penalização e divulgação.

4. De acordo com o Código de Ética e de Conduta do Nutricionista (CECN), quais são as possíveis penas disciplinares que podem ser aplicadas em casos de infrações?

5. Viver em sociedade exige dos indivíduos o conhecimento e o cumprimento de regras sociais. Por exemplo, sabemos que, para dirigir um veículo ou mesmo atravessar uma rua como pedestre,

necessitamos conhecer a legislação de trânsito e obedecê-la, não é mesmo? Esse princípio também é válido para os nutricionistas. Diante do exposto, discorra sobre quais são os objetivos dessas regras aplicadas à área de nutrição.

Questão para reflexão

1. Em que medida o Código de Ética e de Conduta do Nutricionista (CECN) orienta a prática de trabalho e auxilia os profissionais a enfrentarem os dilemas éticos no dia a dia? Reflita sobre como os princípios estabelecidos pelo documento podem ser aplicados em contextos de maior complexidade, como em conflitos de interesse, no manejo de informações confidenciais e em decisões envolvendo o bem-estar do paciente. Em sua reflexão, leve em conta a importância de seguir as orientações do código e proponha estratégias para assegurar que os princípios éticos sejam efetivamente incorporados à prática profissional cotidiana.

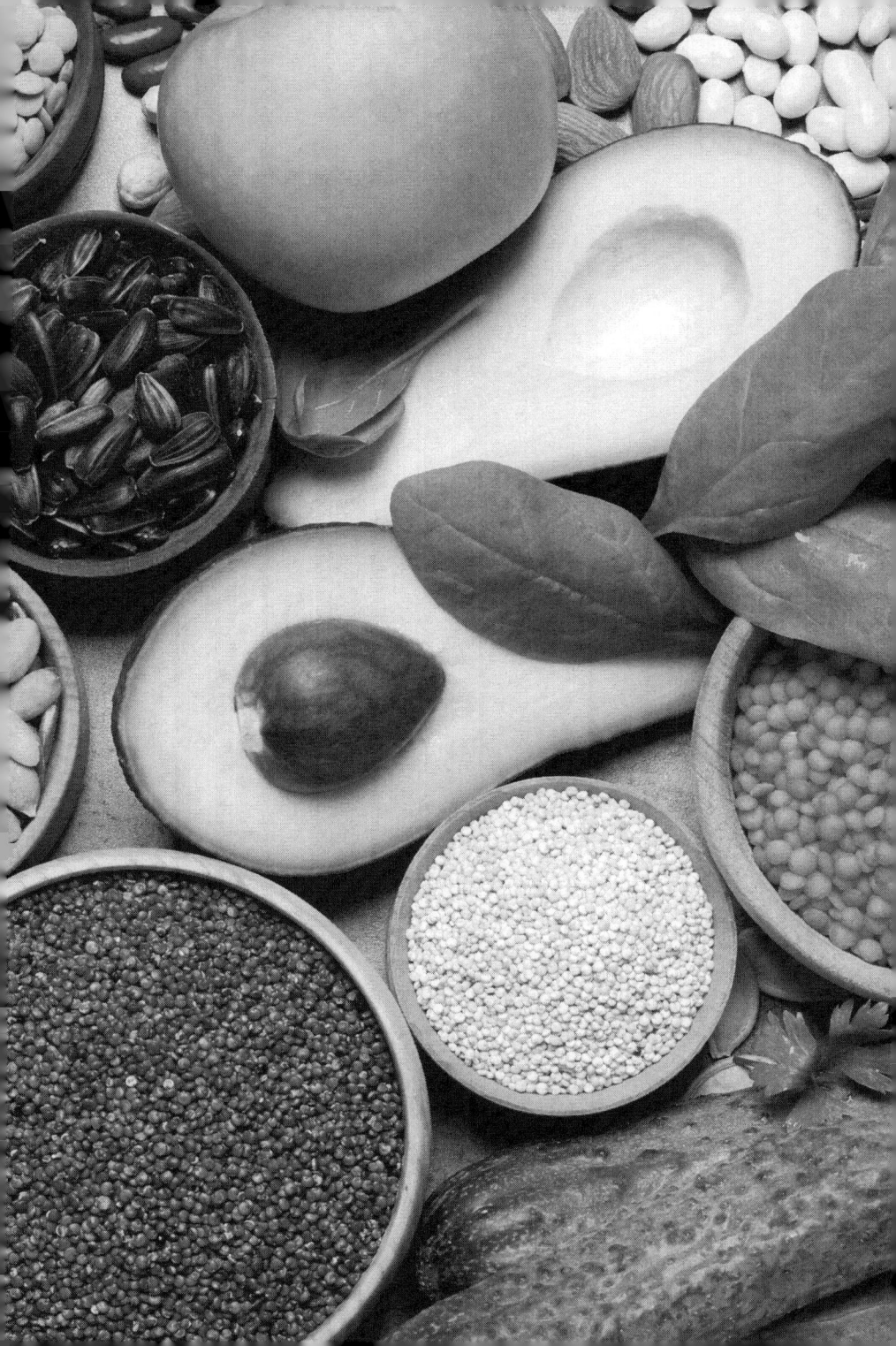

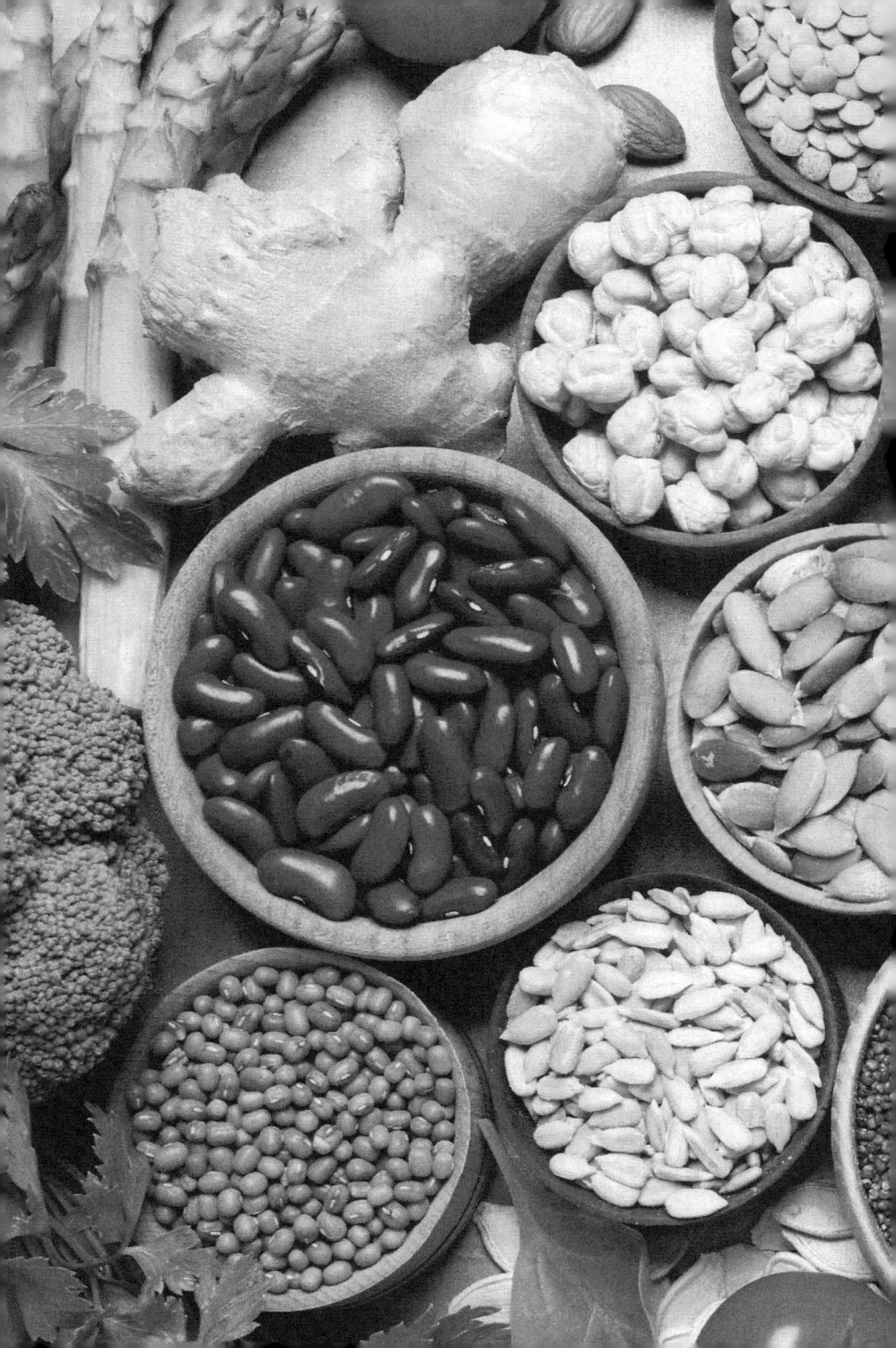

Considerações finais

Neste livro, estruturado para oferecer uma perspectiva prática, refletimos sobre a importância de unir a ciência da nutrição aos princípios éticos e ilustramos como os conceitos científicos e éticos se interconectam na profissão de nutricionista. Sob essa ótica, projetamos cada capítulo visando à aplicação dos temas abordados à prática profissional, sempre reforçando a importância da integridade, da responsabilidade e da transparência em todas as áreas da nutrição.

Desse modo, com o intuito de fornecer o conhecimento necessário para uma atuação competente e fundamentada, abordamos os seguintes temas: a evolução histórica da nutrição e suas regulamentações; as áreas de atuação do nutricionista; o impacto dos conceitos de ética e moral; a influência da bioética, entre outros, além de apresentarmos o documento de maior relevância para os profissionais da área: o Código de Ética e de Conduta do Nutricionista (CECN). Ainda, observamos a necessidade de integrar a nutrição aos princípios éticos, a fim de assegurar que as práticas profissionais estejam sempre em conformidade com as regulamentações.

É essencial recordarmos que o nutricionista é um profissional da saúde, portanto, lida diretamente com a qualidade de vida das pessoas. Não por acaso, recomendamos fortemente a leitura de textos complementares sobre bioética e regulamentação profissional, bem como a consulta a publicações e estudos de casos atuais que abordam os dilemas éticos da prática nutricional. Tais recursos podem oferecer conhecimentos adicionais e ampliar o entendimento das complexidades atreladas à ética da nutrição.

Por fim, reforçamos que o futuro da nutrição está intrinsecamente vinculado à atuação de profissionais que desempenham suas funções com rigor ético e responsabilidade. A qualidade dos cuidados nutricionais e o impacto positivo na saúde da sociedade dependem de pessoas comprometidas com a integridade e as boas práticas. Assim, é somente por meio de uma conduta profissional ética e devidamente fundamentada que podemos contribuir para melhorar a saúde de todos.

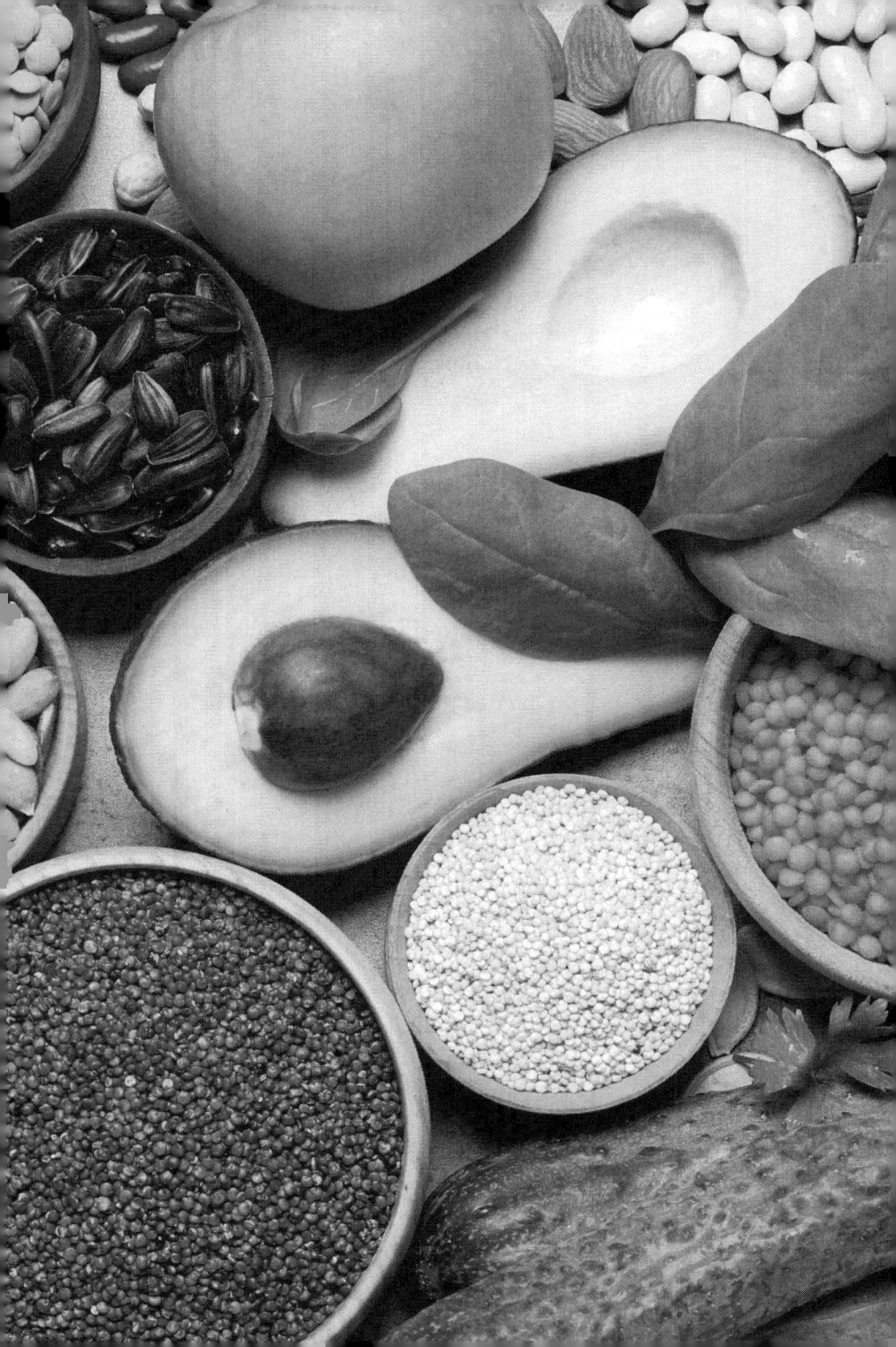

Lista de siglas

ABN	Associação Brasileira de Nutricionistas
Acan	Associação Catarinense de Nutrição
Agan	Associação Gaúcha de Nutrição
Alnut	Alnut – Associação Alagoana de Nutrição
ANDF	ANDF – Associação de Nutrição do Distrito Federal
ANEES	ANEES – Associação de Nutrição do Estado do Espírito Santo
Anepa	Associação de Nutrição do Estado do Pará
Anerj	Associação de Nutrição do Estado do Rio de Janeiro
Anuop	Associação dos Nutricionistas do Oeste do Paraná
Anupar	Associação de Nutrição do Paraná
Anvisa	Agência Nacional de Vigilância Sanitária
Apan	Associação Paulista de Nutrição
APN	Associação Pernambucana de Nutrição
APS	Atenção Primária em Saúde
Asbran	Associação Brasileira de Nutrição
Asman	Associação Sul-mato-grossense de Nutrição
BLH	Banco de Leite Humano
CECN	Código de Ética e de Conduta do Nutricionista
CEP	Comitê de Ética em Pesquisa
CF	Constituição Federal
CFN	Conselho Federal de Nutrição
CLT	Consolidação das Leis Trabalhistas
Conar	Conselho Nacional de Autorregulamentação Publicitária
Conbran	Congresso Brasileiro de Nutrição
Conep	Comissão Nacional de Ética em Pesquisa
Consea	Conselho Nacional de Segurança Alimentar e Nutricional

CRN	Conselho Regional de Nutrição
DHAA	Direito Humano à Alimentação Adequada
FAO	Food and Agriculture Organization
Febraban	Federação Brasileira de Nutrição
FNN	Federação Nacional dos Nutricionistas
IBGE	Instituto Brasileiro de Geografia e Estatística
IFBAN	International Baby Food Action Network
ILPI	Instituição de Longa Permanência para Idosos
IMT	*International Military Tribunal* (Tribunal Militar Internacional)
Losan	Lei Orgânica de Segurança Alimentar e Nutricional
NBCAL	Norma Brasileira de Comercialização de Alimentos para Lactentes e Crianças de Primeira Infância, Bicos, Chupetas e Mamadeiras
OIT	Organização Internacional do Trabalho
PAA	Programa de Aquisição de Alimentos
PAT	Programa de Alimentação do Trabalhador
PNAE	Programa Nacional de Alimentação Escolar
PNAISP	Política Nacional de Atenção Integral à Saúde das Pessoas Privadas de Liberdade no Sistema Prisional
PNAN	Política Nacional de Alimentação e Nutrição
POP	Procedimento Operacional Padrão
PUCPR	Pontifícia Universidade Católica do Paraná
SAN	Segurança Alimentar e Nutricional
SBAN	Sociedade Brasileira de Alimentação e Nutrição
SindiNutri-ES	Sindicato dos Nutricionistas no Estado do Espírito Santo
SindiNutri-SP	Sindicato dos Nutricionistas do Estado de São Paulo
Sindnut-AL	Sindicato dos Nutricionistas do Estado de Alagoas
Sindnut-BA	Sindicato dos Nutricionistas do Estado da Bahia
Sindnutri-AM	Sindicato dos Nutricionistas no Estado do Amazonas
Sindnutri-DF	Sindicato dos Nutricionistas do Distrito Federal
Sindnutri-MS	Sindicato dos Nutricionistas no Estado do Mato Grosso do Sul
Sineg	Sindicato dos Nutricionistas no Estado de Goiás

Sinep	Sindicato dos Nutricionistas do Estado da Paraíba
Sinepe	Sindicato dos Nutricionistas no Estado do Pernambuco
Sinerj	Sindicato dos Nutricionistas do Rio de Janeiro
Sinurgs	Sindicato dos Nutricionistas do Rio Grande do Sul
Sinusc	Sindicato dos Nutricionistas no Estado de Santa Catarina
Sisan	Sistema Nacional de Segurança Alimentar e Nutricional
SU	Sistema Único de Saúde
TCLE	Termo de Consentimento Livre e Esclarecido
TICs	Tecnologias da Informação e Comunicação
UAN	Unidade de Alimentação e Nutrição
UPA	Unidade de Pronto Atendimento
WFS	Cúpula Mundial da Alimentação
WHPCA	Worldwide Hospice Palliative Care Alliance

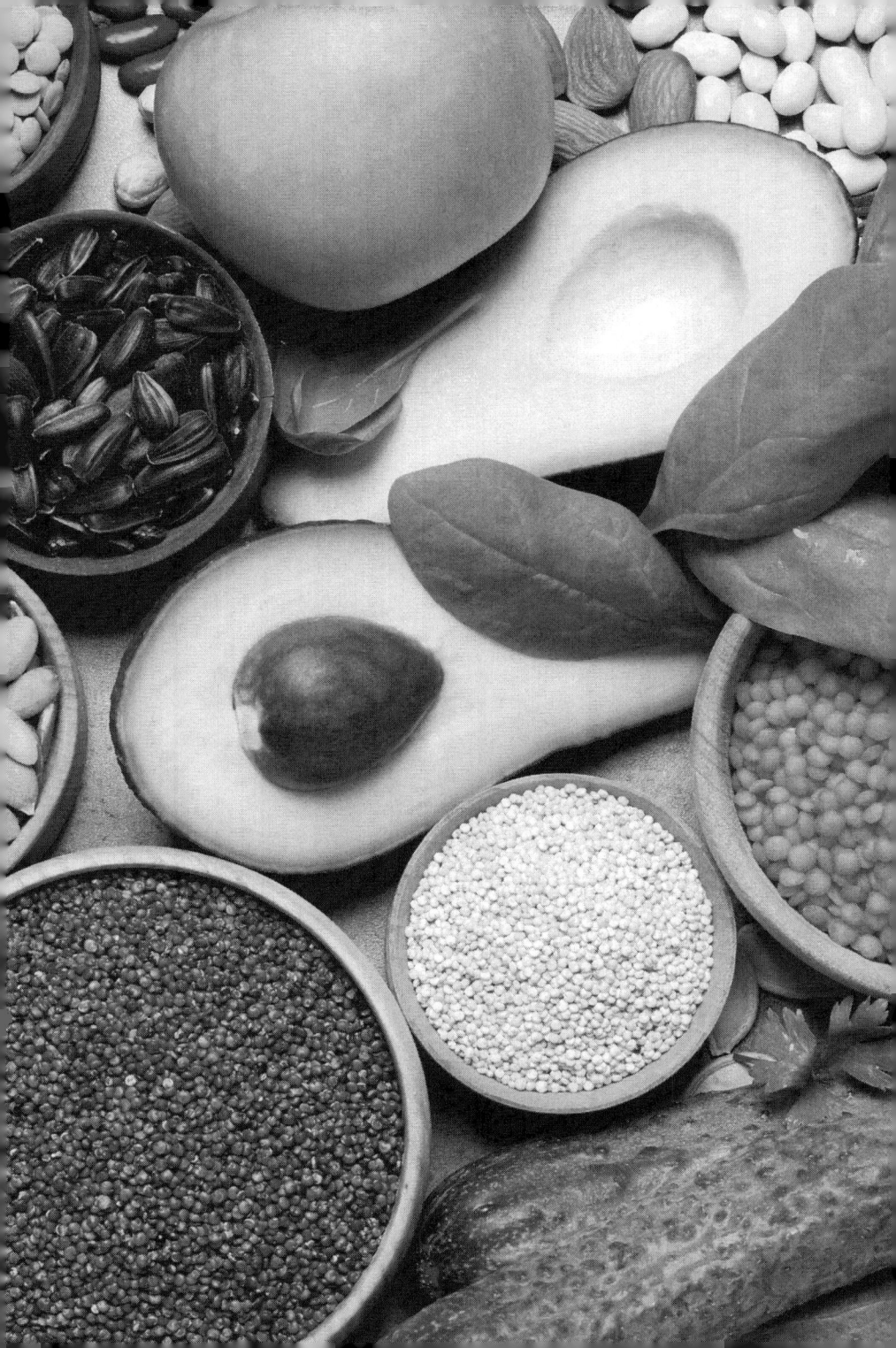

Referências

ANVISA – Agência Nacional de Vigilância Sanitária. **Promoção comercial dos produtos abrangidos pela NBCAL**. Brasília, 2012. Disponível em: <https://www.sbp.com.br/fileadmin/user_upload/2012/12/cartnbcal.pdf>. Acesso em: 10 nov. 2024.

ARISTÓTELES. **Ética a Nicômaco**. Tradução de Mário da Gama Kury. 3. ed. Brasília: Ed. UnB, 1999.

ASBRAN – Associação Brasileira de Nutrição. Disponível em: <http://www.asbran.org.br/>. Acesso em: 31 out. 2024.

ASBRAN – Associação Brasileira de Nutrição. **Estatuto Social**. Brasília, 2014. Disponível em: <https://www.asbran.org.br/storage/arquivos/Estatuto.pdf>. Acesso em: 1 nov. 2024.

ASBRAN – Associação Brasileira de Nutrição. **Histórico do nutricionista no Brasil**: 1939 a 1989 – coletânea de depoimentos e documentos. São Paulo: Atheneu, 1991.

BOCAYUVA, I. (Org.). **Ethos na Antiguidade**: textos apresentados no V Seminário de Filosofia Antiga. Rio de Janeiro: Via Verita, 2013.

BOSI, M. L. M. **Profissionalização e conhecimento**: a nutrição em questão. São Paulo: Hucitec, 1996.

BRASIL. Constituição (1988). **Diário Oficial da União**, Brasília, DF, 5 out. 1988. Disponível em: <https://www.planalto.gov.br/ccivil_03/constituicao/constituicao.htm>. Acesso em: 4 nov. 2024.

BRASIL. Constituição (1988). Emenda Constitucional n. 64, de 4 de fevereiro de 2010. **Diário Oficial da União**, Poder Legislativo, Brasília, DF, 4 fev. 2010. Disponível em: <http://www.planalto.gov.br/ccivil_03/constituicao/emendas/emc/emc64.htm>. Acesso em: 10 nov. 2024.

BRASIL. Decreto-Lei n. 5.452, de 1º de maio de 1943. **Diário Oficial da União**, Poder Executivo, Brasília, DF, 9 ago. 1943. Disponível em: <https://www.planalto.gov.br/ccivil_03/decreto-lei/del5452.htm>. Acesso em: 31 out. 2024.

BRASIL. Decreto n. 84.444, de 30 de janeiro de 1980. **Diário Oficial da União**, Poder Executivo, Brasília, DF, 31 jan. 1980. Disponível em: <https://www.planalto.gov.br/ccivil_03/atos/decretos/1980/d84444.html>. Acesso em: 31 out. 2024.

BRASIL. Lei n. 5.276, de 24 de abril de 1967. **Diário Oficial da União**, Brasília, Poder Legislativo, DF, 26 abr. 1967. Disponível em: <https://www.planalto.gov.br/ccivil_03/leis/1950-1969/l5276.htm>. Acesso em: 31 out. 2024.

BRASIL. Lei n. 6.583, de 20 de outubro de 1978. **Diário Oficial da União**, Poder Legislativo, Brasília, DF, 24 out. 1978. Disponível em: <https://www.planalto.gov.br/ccivil_03/leis/1970-1979/l6583.htm>. Acesso em: 31 out. 2024.

BRASIL. Lei n. 8.234, de 17 de setembro de 1991. **Diário Oficial da União**, Poder Legislativo, Brasília, DF, 18 set. 1991. Disponível em: <https://www.planalto.gov.br/ccivil_03/leis/1989_1994/l8234.htm>. Acesso em: 31 out. 2024.

BRASIL. Lei n. 11.346, de 15 de setembro de 2006. **Diário Oficial da União**, Poder Legislativo, Brasília, DF, 18 set. 2006a. Disponível em: <https://www.planalto.gov.br/ccivil_03/_ato2004-2006/2006/lei/l11346.htm>. Acesso em: 31 out. 2024.

BRASIL. Ministério da Saúde. Secretaria de Atenção à Saúde. Departamento de Atenção Básica. **Política Nacional de Alimentação e Nutrição**. Brasília, 2013. Disponível em: <https://bvsms.saude.gov.br/bvs/publicacoes/politica_nacional_alimentacao_nutricao.pdf>. Acesso em: 5 nov. 2024.

BRASIL. Ministério da Saúde. Secretaria de Atenção à Saúde. Departamento de Atenção Básica. **Política Nacional de Atenção Básica**. Brasília, 2006b. (Série Pactos Pela Saúde 2006, v. 4). Disponível em: <https://bvsms.saude.gov.br/bvs/publicacoes/politica_nacional_atencao_basica_2006.pdf>. Acesso em: 5 nov. 2024.

CASTRO, J. de. **Geografia da fome**. São Paulo: Brasiliense, 1948.

CASTRO, J. de. **Geopolítica da fome**. Rio de Janeiro: Casa do Estudante do Brasil, 1951.

CFN – Conselho Federal de Nutricionistas. **Casos éticos comentados**. Brasília, 2022. Disponível em: <https://www.cfn.org.br/wp-content/uploads/2022/10/02_IMPRESS%C3%83O_Casos-Eticos-Comentados_2022_CFN_RF.pdf>. Acesso em: 5 nov. 2024.

CFN – Conselho Federal de Nutricionistas. **Código de Ética e de Conduta do Nutricionista**. Brasília, 2018a. Disponível em: <http://www.cfn.org.br/wp-content/uploads/2018/04/codigo-de-etica.pdf>. Acesso em: 30 out. 2024.

CFN – Conselho Federal de Nutricionistas. **Conselhos Regionais (CRN)**. Disponível em: <http://www.cfn.org.br/wpcontent/uploads/2018/04/codigo-de-etica.pdf>. Acesso em: 30 out. 2024a.

CFN – Conselho Federal de Nutricionistas. **Inserção profissional dos nutricionistas no Brasil**. Brasília, 2019. Disponível em: <https://www.cfn.org.br/wp-content/uploads/2019/05/CARTILHA%20CFN_VERSAO_DIGITAL.pdf?fbclid=IwAR0uypYRdbnoFbs_aR4PIAKygN3PC4-BUFJfPCD2tszfAXtxG1y0KE1HvLs>. Acesso em: 5 nov. 2024.

CFN – Conselho Federal de Nutricionistas. Resolução n. 321, de 2 de dezembro de 2003. **Diário Oficial da União**, Brasília, DF, 2 dez. 2003. Disponível em: <https://www.cfn.org.br/wp-content/uploads/repositoriorob/pdf/res/2000_2004/res321.pdf>. Acesso em: 8 nov. 2024.

CFN – Conselho Federal de Nutricionistas. Resolução n. 380, de 28 de dezembro de 2005. **Diário Oficial da União**, Brasília, DF, 10 jan. 2006. Disponível em: <https://www.cfn.org.br/wp-content/uploads/resolucoes/resolucoes_old/Res_380_2005.htm>. Acesso em: 31 out. 2024.

CFN – Conselho Federal de Nutricionistas. Resolução n. 599, de 25 de fevereiro de 2018. **Diário Oficial da União**, Brasília, DF, 4 abr. 2018b. Disponível em: <https://www.crn2.org.br/uploads/legislacao/6738/AwJlLTxBgPH-N36l8-g_MCLSxI3O1PSJ.pdf>. Acesso em: 31 out. 2024.

CFN – Conselho Federal de Nutricionistas. Resolução n. 600, de 25 de fevereiro de 2018. **Diário Oficial da União**, Brasília, DF, 20 abr. 2018c. Disponível em: <https://www.cfn.org.br/wp-content/uploads/resolucoes/resolucoes_old/Res_600_2018.htm>. Acesso em: 31 out. 2024.

CFN – Conselho Federal de Nutricionistas. Resolução n. 705, de 16 de setembro de 2021. **Diário Oficial da União**, Brasília, DF, 17 set. 2021. Disponível em: <http://sisnormas.cfn.org.br:8081/viewPage.html?id=705>. Acesso em: 31 out. 2024.

CFN – Conselho Federal de Nutricionistas. Resolução n. 760, de 22 de outubro de 2023. **Diário Oficial da União**, Brasília, DF, 24 out. 2023. Disponível em: <https://www.in.gov.br/en/web/dou/-/resolucao-cfn-n-760-de-22-de-outubro-de-2023-518461727>. Acesso em: 31 out. 2024.

CFN – Conselho Federal de Nutricionistas. **Sobre o CFN**. Disponível em: <https://www.cfn.org.br/index.php/sobre-nos>. Acesso em: 30 out. 2024b.

CNS – Conselho Nacional de Saúde. Resolução n. 466, de 12 de dezembro de 2012. **Diário Oficial da União**, Brasília, DF, 13 jun. 2013. Disponível em: <https://www.gov.br/conselho-nacional-de-saude/pt-br/acesso-a-informacao/legislacao/resolucoes/2012/resolucao-no-466.pdf/view>. Acesso em: 31 out. 2024.

CÓDIGO DE NUREMBERG. 1947. Disponível em: <https://www.ufrgs.br/bioetica/nuremcod.htm>. Acesso em: 31 out. 2024.

DICIONÁRIO ONLINE DE PORTUGUÊS. **Moral**. Disponível em: <https://www.dicio.com.br/moral>. Acesso em: 9 dez. 2024.

ESCUDERO, P. A. The Study of Nutrition in Latin America. **British Medical Journal**, v. 2, n. 4275, p. 698-699, Dec. 1942.

FNN – Federação Nacional dos Nutricionistas. Disponível em: <http://www.fnn.org.br>. Acesso em: 30 out. 2024.

FNN – Federação Nacional de Nutricionistas. **Tabela de honorários**. Disponível em: <https://www.fnn.org.br/honorarios>. Acesso em: 4 nov. 2024.

GANDRA, Y. R. O bócio endêmico no Estado de São Paulo. **Arquivos da Faculdade de Higiene e Saúde Pública da Universidade de São Paulo**, v. 20, n. 2, p. 167-181, dez. 1966. Disponível em: <https://revistas.usp.br/afhsp/article/view/85814>. Acesso em: 4 nov. 2024.

GOLDIM, J. R. Bioética: origens e complexidade. **Revista HCPA**, v .26, n. 2, p. 86-92, 2006. Disponível em: <https://seer.ufrgs.br/index.php/hcpa/article/view/100251/56009>. Acesso em: 30 out. 2024.

GRAESER, A.; ERLER, M. (Org.). **Filósofos da Antiguidade**: dos primórdios ao período clássico. Tradução de Lya Luft. São Leopoldo: Unisinos, 2005. (História da Filosofia, v. 1).

HOUAISS, A.; VILLAR, M. S.; FRANCO, F. M. M. **Dicionário Houaiss da Língua Portuguesa**. Rio de Janeiro: Objetiva, 2001.

IBFAN – International Baby Food Action Network. **O que é NBCAL?** Disponível em: <http://www.ibfan.org.br/site/nbcal>. Acesso em: 10 nov. 2024.

JONAS, H. **The Imperative of Responsibility**: In Search of an Ethics for the Technological Age. Chicago: University of Chicago Press, 1984.

JUNQUEIRA, C. R. **Bioética**: conceito, fundamentação e princípios. São Paulo: UNA-SUS/Unifesp, 2011. (Especialização em Saúde da Família Modalidade a Distância – Módulo Bioética).

MARQUES, R. C. Sobre papos, águas, barbeiros e iodo: a história do bócio endêmico em Minas Gerais. In: MONTEIRO, Y. N. (Org.). **História da saúde**: olhares e veredas. São Paulo: Instituto de Saúde, 2010. p. 123-140. Disponível em: <https://www.saude.sp.gov.br/resources/instituto-de-saude/homepage/outras-publicacoes/miolo-hist_saude.pdf>. Acesso em: 4 nov. 2024.

NALINI, J. R. **Ética geral e profissional**. 11. ed. São Paulo: Revista dos Tribunais, 2014.

PARIZEAU M. Bioéthique. In: CANTO-SPERBER, M. (Ed.). **Dictionnaire d'éthique et de philosophie morale**. 2. ed. Paris: Presses Universitaires de France, 1997. p. 716-726.

PEGORARO, O. **Ética dos maiores mestres através da história**. 2. ed. Petrópolis: Vozes, 2006.

PLATÃO. A República. Tradução de Maria Helena da Rocha Pereira. 9. ed. Lisboa: Fundação Calouste Gulbenkian, 2001.

REICH, W. T. **Encyclopedia of Bioethics**. Nova York: MacMillan, 1995.

ROSANELI, C. F. (Org.). **Contextos, conflitos e escolhas em alimentação e bioética**. Curitiba: PUCPRESS, 2016.

SARTRE, J.-P. O existencialismo é um humanismo. Tradução de Vergílio Ferreira. São Paulo: Abril Cultural, 1973.

STONE, I. F. **O julgamento de Sócrates**. Tradução de Paulo Henriques Britto. São Paulo: Companhia das Letras, 2005.

UNESCO – Organização das Nações Unidas para a Educação, Ciência e Cultura. Comissão Nacional da Unesco – Portugal. **Declaração universal sobre bioética e direitos humanos**. 2006. Disponível em: <https://unesdoc.unesco.org/ark:/48223/pf0000146180_por>. Acesso em: 10 nov. 2024.

WHPCA – Worldwide Hospice Palliative Care Alliance. **Annual Report 2021-2022**. Londres, 2022. Disponível em: <https://thewhpca.org/resources/whpca-annual-report-2021-2022>. Acesso em: 10 nov. 2024.

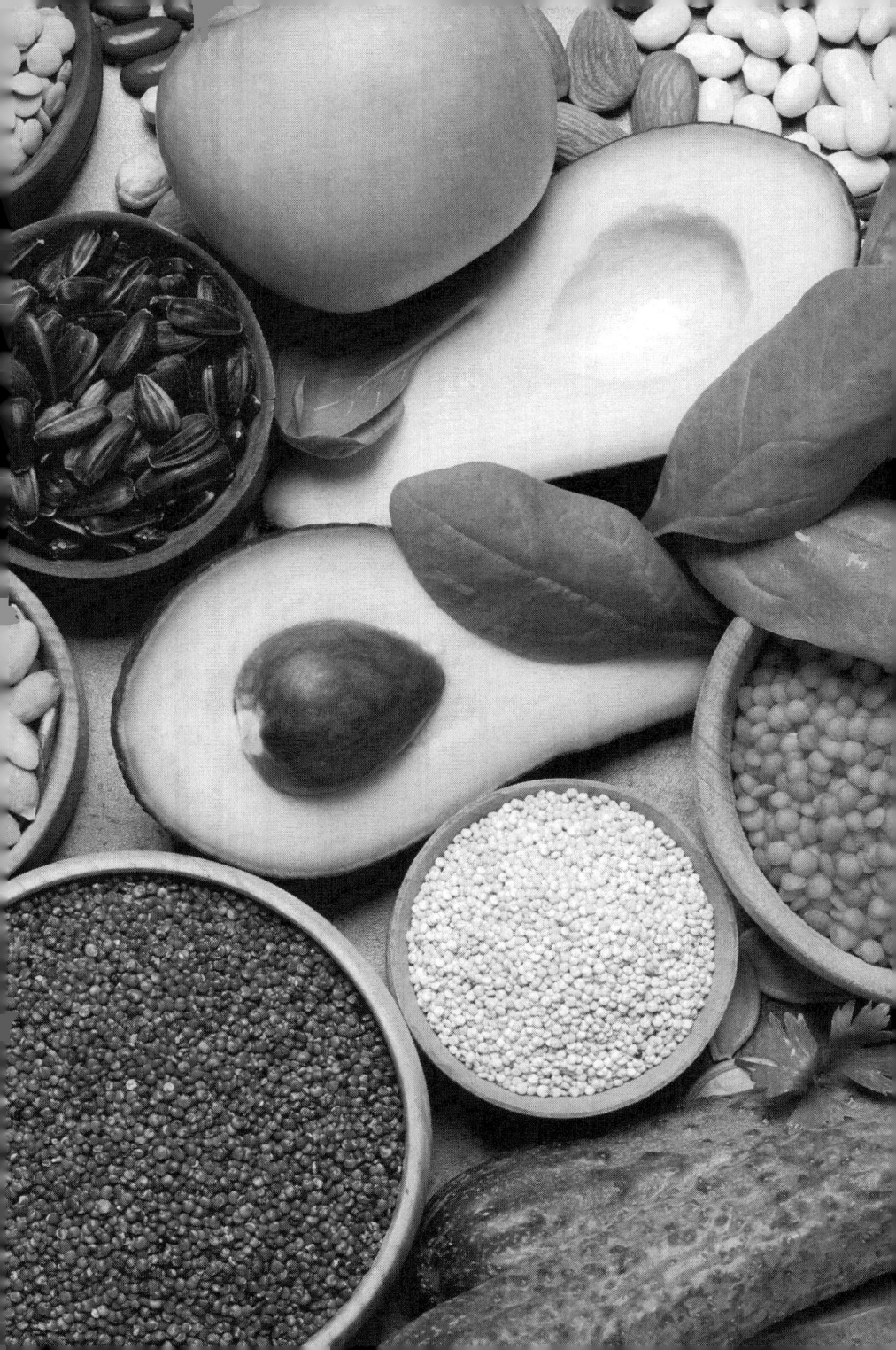

Respostas

Capítulo 1
Questões para revisão
1. a
2. a
3. b
4. O estudo da nutrição permeia questões biológicas, políticas e sociais, com foco na relação do homem com os alimentos.
5. O primeiro imperativo foi a necessidade de adaptar a alimentação de pessoas saudáveis à natureza humana, o que implicava cozinhar os alimentos. O segundo foi modificar e adequar a dieta de pacientes doentes de acordo com suas condições, a fim de evitar sofrimento e morte.

Capítulo 2
Questões para revisão
1. d
2. c
3. a
4. Fiscalizar o exercício da profissão, bem como organizar, disciplinar, desenvolver a categoria e lutar pelos seus interesses.
5. Os sindicatos de nutricionistas são responsáveis por defenderem as questões trabalhistas relacionadas ao mercado de trabalho.

Capítulo 3
Questões para revisão
1. a
2. c
3. e
4. Desenvolver cardápios de acordo com as necessidades nutricionais, adequando-os à faixa etária e respeitando os hábitos alimentares regionais, culturais, econômicos, sazonais e étnicos; elaborar a informação nutricional do cardápio e/ou preparações e rotulagem nutricional de produtos; coordenar atividades de recebimento e armazenamento de alimentos e materiais.
5. Sistematizar o atendimento em nutrição, definindo protocolos de procedimentos relativos à dietoterapia; fornecer o diagnóstico de nutrição com base na avaliação nutricional; elaborar a prescrição dietética e cardápios.

Capítulo 4
Questões para revisão
1. b
2. c
3. a
4. A ética representa um compromisso coletivo de criar e manter valores e padrões que promovam a convivência pacífica entre as pessoas e cuidados responsáveis com o meio ambiente. Refere-se, portanto, aos princípios que delineiam nossas interações e atribuições sociais, garantindo a preservação e a sustentabilidade dos recursos naturais para as futuras gerações.
5. As duas interpretações são: (i) morada e (ii) caráter. A primeira remete à ideia de proteção, associada a habitação, abrigo e local de residência. Inicialmente empregada na poesia grega da Antiguidade, referia-se a

pastagens e locais de abrigo para animais. Já a segunda interpretação, influenciada por Aristóteles, é mais prevalente na tradição filosófica do Ocidente e vincula-se ao modo de ser ou ao caráter, representando as características essenciais que influenciam as ações e os comportamentos em um ambiente social e moral. Trata-se de uma definição essencial para a ética, na medida em que foca na natureza intrínseca das disposições morais e comportamentais.

Capítulo 5
Questões para revisão

1. b
2. b
3. d
4. A ética diz respeito à expressão dos valores morais adotados pelas diferentes sociedades, com o intuito de determinar diretrizes mínimas para orientar as ações humanas. Por sua vez, a bioética se concentra na discussão, inserida no âmbito da ética, das questões vinculadas à vida humana e das influências presentes em todos os processos que a envolvem.
5. O Código de Nuremberg é um documento em que constam as diretrizes que norteiam as pesquisas biomédicas envolvendo seres humanos, delineando normas cruciais para o consentimento informado, regulamentando a experimentação científica e defendendo o princípio da beneficência.

Capítulo 6
Questões para revisão

1. a
2. d
3. d

4. Advertência, repreensão, multa, suspensão do exercício profissional e proibição do exercício profissional.
5. Os principais objetivos são proteger a vida e a sociedade, bem como prevenir a ocorrência de infrações.

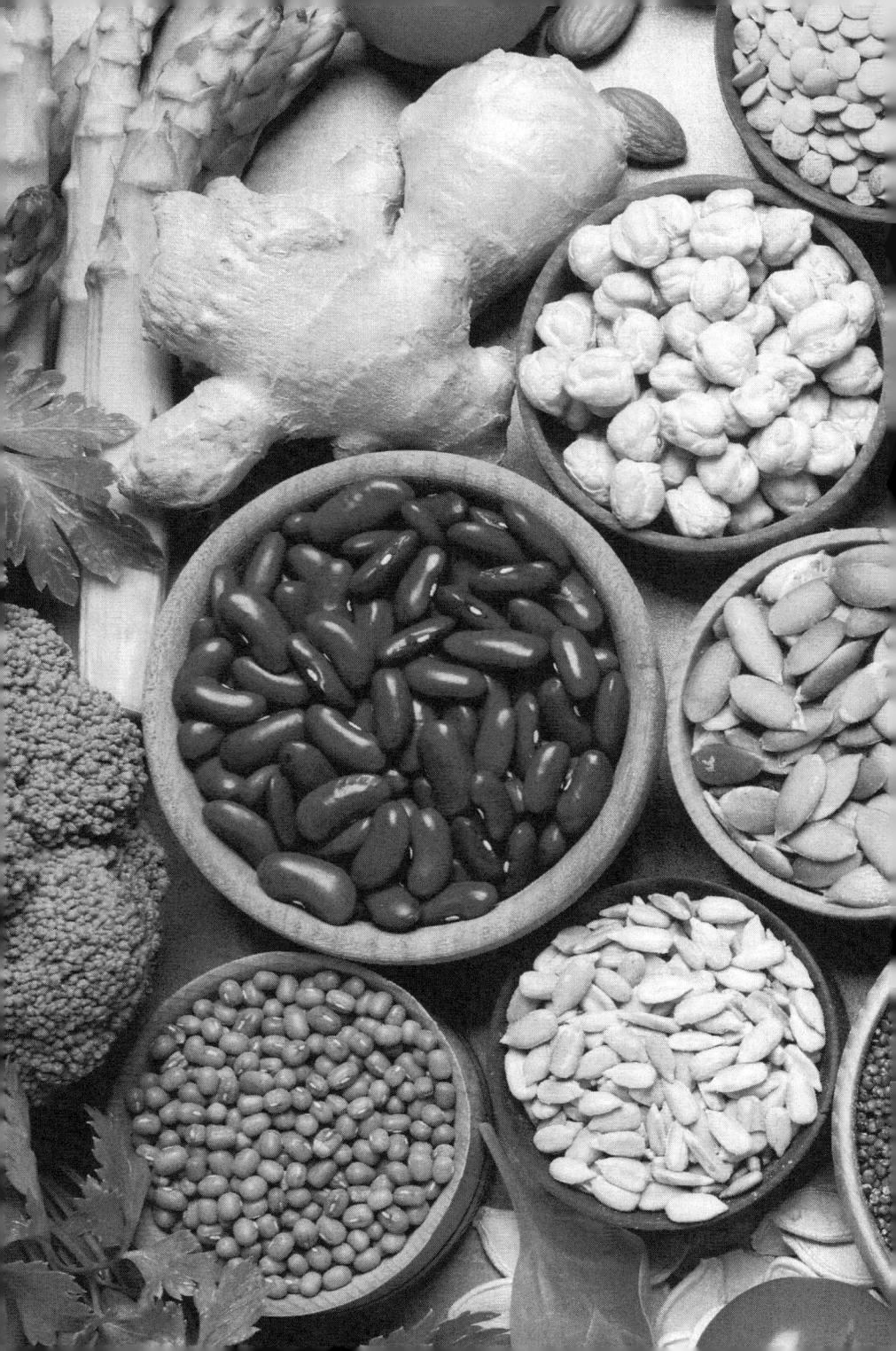

Sobre o autor

Alisson David Silva

Mestre em Alimentação e Nutrição (2020) pela Universidade Federal do Paraná (UFPR), especialista em Nutrição Esportiva (2018) pelas Faculdades Integradas Espírita, mesma instituição na qual se graduou em Nutrição (2019), além de ser também graduado em Agronomia (2010) pela Pontifícia Universidade Católica do Paraná (PUCPR). Atualmente, é professor do curso de Nutrição do Centro Universitário Internacional Uninter.

Impressão:
Março/2025

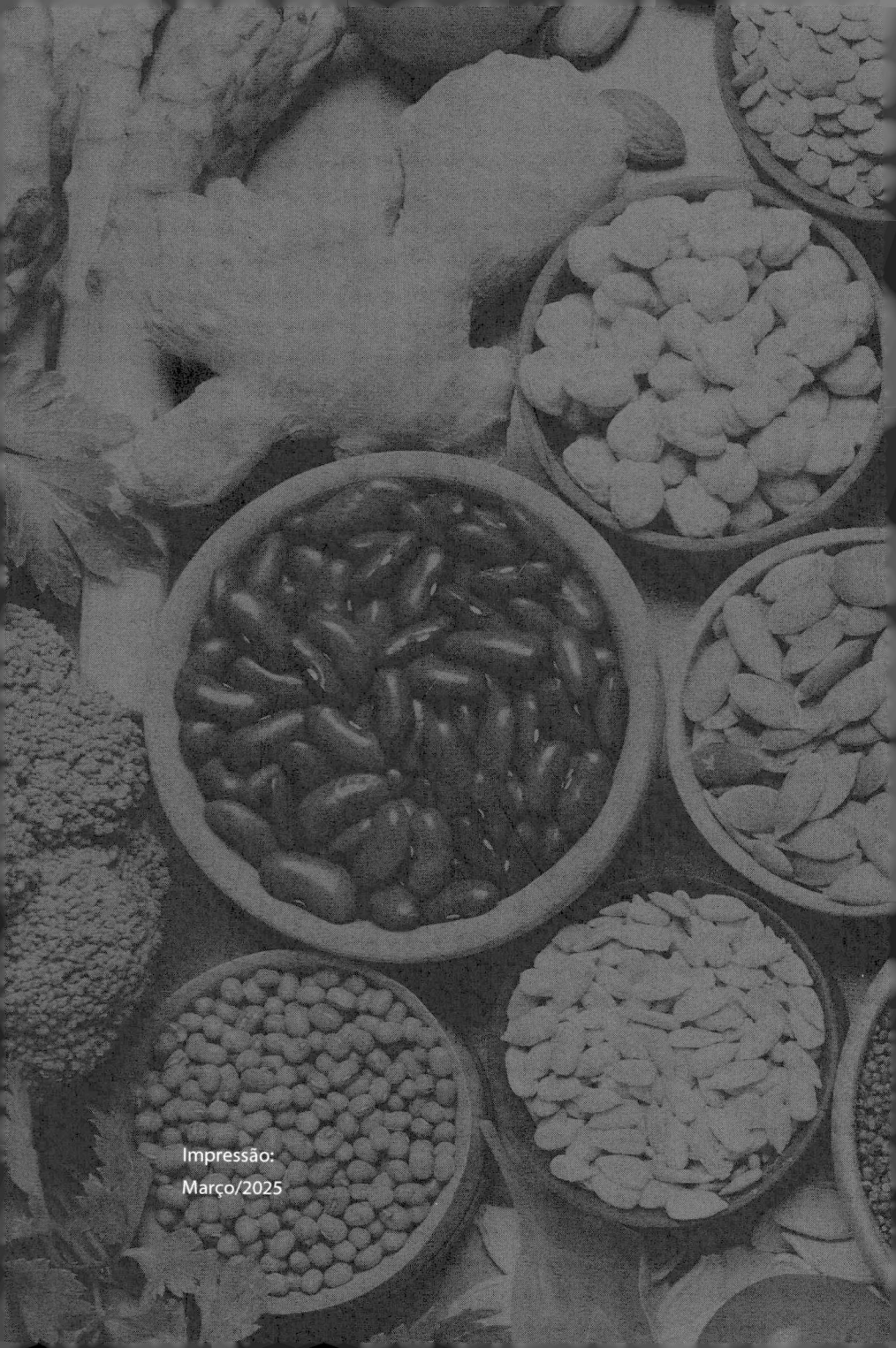